깨끗한 자궁, 따뜻한 자궁

깨끗한 자궁, 따뜻한 자궁

1판 1쇄 발행 | 2006년 5월 15일
2판 1쇄 발행 | 2009년 10월 10일

지은이 | 정주화
펴낸이 | 송은숙
펴낸곳 | 도서출판 팝콘
등록 | 제 313－06－16호
주소 | 서울시 마포구 서교동 469－9 석우빌딩
전화 | (032) 271－3207
팩스 | (032) 714－3763

편집디자인 | 펌킨 mk1031@hanmail.net
일러스트 | 지성숙 jsmani0@empal.com
출력 |우성 C & P
인쇄 |대흥프린팅

정주화 박사의 알기 쉬운 자궁근종 이야기

깨끗한 자궁, 따뜻한 자궁

팝콘
P PC RN

자궁!

子宮!

얼마나 존귀하고 최고의 찬사인가?

우리 몸 중에 '궁전' 이라 이름 붙여진 곳은 오로지 자궁밖에 없다. 자궁 역시 새 생명의 궁전이 아닌가.

알고 보면 히스테리 Hysteria 라는 용어도 히스태라 Hysteria · 자궁에서 유래됐다. 남성에게는 없는 자궁의 이상, 즉 자궁병을 원인으로 생각했기 때문이다. 이처럼 여성을 상징하는 자궁을 부정한 것으로 여기는 관념은 르네상스 전까지 특히 심했다. 아니 어쩌면 이후에도 계속되어 지금까지 소중한 자궁을 하찮게 여기는 지도 모른다. 하지만 자궁을 홀대하는 여성은 반드시 땅을 치고 후회하는 날이 온다.

요즘은 여성들의 활발한 사회생활로 결혼연령이 늦어졌고 출산을 미루거나 아예 출산을 기피하기도 한다. 덩달아 새 생명의 궁전인 자궁의 건강상태에도 별 관심이 없다. 그래서 자궁근종 같은 질환이 급증하고 불임 여성도 하루가 다르게 늘어만 간다.

문제는 그 다음이다. "자궁에 혹이 생겼습니다" 하는 말을 듣기가 무섭게 발병원인은 그대로 둔 채 자궁근종 적출술로 자궁근종을 제거하면 다시 자궁근종이 재발하거나 다른 여성질환이 찾아오기 쉽다. 한의원을 찾는 환자 중에도 이런 경우가 흔하다.

　물론 거대근종으로 출혈이 심할 때는 극심한 빈혈, 월경통 등이 쉽게 치료되지 않아 부득이하게 자궁적출술을 선택하기도 한다. 하지만 안타까운 것은 자궁근종이 있는 여성들에게 자궁적출술이 너무 자주 권유되고, 시행되고 있다는 점이다.

　이미 출산을 끝마쳤다고 해서 자궁을 필요 없는 기관으로 여기거나, 자궁암 또는 자궁경부암을 예방하기 위한 목적으로 자궁을 미리 제거하는 경우에는 정작 득이 1이라면 실은 10이다. 남성들도 전립선염이나 전립선비대증이 있다고 전립선암을 우려해서 미리 전립선이나 정관을 떼어내지는 않지 않는가.

　자궁은 폐경이 된 후에도 여성호르몬의 대사에 관여한다. 여성의 평균연령이 80세를 넘었고, 지금 자궁을 쉽게 들어내는 여성들이 노령화되었을 때는 수명이 더 길어진다. 최대한 자궁을 온전히 지켜야 노년기에 자궁적출로 인한 후유증에 시달리지 않고 건강한 노년을 보낼 수 있다.

여성들의 질병은 대부분이 하나의 독립된 질병이 아니라 '조화와 균형'이 무너지면서 찾아온다. 따라서 조화와 균형을 회복해야 치료도 가능하다. 자궁근종만 해도 그 성분이나 근종 자체에만 신경을 쓰면 치료가 어렵고 자궁근종이 생기게 된 부조화, 불균형의 원인을 찾아서 제거해야 근본적인 치료가 된다.

그래서 한의학에서는 오장육부와 체질의 특성을 고려해서 부조화의 원인을 찾아낸 다음 모자라는 것은 채워주고, 차고 넘치는 것은 없애 건강을 회복하도록 돕는다. 이렇게 몸이 회복되면 자궁근종이든, 불임이든 자연스럽게 치료된다.

한방으로 자궁근종을 치료할 때는 씨앗을 심기 위해 밭에서 전혀 쓸모가 없는 돌과 자갈을 골라내는 것처럼 먼저 어혈과 습담을 제거해 깨끗하게 만든다. 그런 다음 기운이 막히고 차고 냉해서 자궁의 기능이 저하된 것을 회복하기 위해 따뜻하게 온기를 더한다. 쉽게 말하면 '먼저 깨끗하게 하고, 나중에 따뜻하게 해주는' 것이다. 기질적인 부분에서는 양방적인 수술이 빠르거나 편할 수도 있다. 하지만 자궁을 따뜻하게 만들어 주는 것이 한방치료의 뛰어난 장점이다.

이 책에서는 여성질환 중에서도 많은 여성들이 고민하고 궁금해 하는 자궁근종을 중심으로 난소낭종, 자궁내막증, 불임 등 자궁의 건강상태와 관련이 깊은 질환에 대해 한방은 물론 양방과 비교 의학적인 관점에서 독자들이 이해하기 쉽게 설명하고자 했다. 치료방법에서도 자궁을 보존하는 한의학적인 치료에 중점을 두되, 한방과 양방치료의 상호보완적인 면을 고려해서 독자 스스로 최선의 치료방법을 선택하도록 배려했다. 평소 자궁을 건강하게 유지하는 생활습관이나 식사, 운동방법 등에 대한 부분은 미리미리 자궁건강을 지키고 싶은 여성들에게 유용한 내용이다.

아무쪼록 이 책이 자궁근종은 물론 난소낭종, 자궁내막증, 불임 같은 병으로 고생하는 여성들에게 좋은 길잡이가 되기를 바란다. 손가락 하나 없는 것은 불편하고 부끄러워하면서 자궁을 들어내는 것은 별로 심각하게 여기지 않는 오늘의 현실에서 자궁을 온전히 지키는 데 좋은 지침서가 되었으면 하는 바람이다.

오늘이 있도록 도와주신 모든 분들과 아내를 비롯한 가족들, 특히 이 책이 나오도록 애쓴 박은정 실장과 율한의원의 식구들 그리고 팝콘출판사에 지면을 빌어 깊은 감사의 마음을 전한다.

2006년 5월 養德齊에서
慧牛 정주화

〈동의보감〉에 '열 남자보다 한 여자를 다스리기 어렵다' 는 말이 나온
다. 여자의 병을 진단하고 치료하는 것이 그만큼 더 어렵다는 말이다.
여성에게는 월경과 임신, 출산이라는 과정이 있기 때문에, 남성과 별 차
이가 없는 일반적인 질병이라 하더라도 여성 특유의 생리적인 상황 아래
서는 반드시 남성과 동일하게 취급하여 치료할 수 없기 때문이다. 또 여
성의 생식기는 남성의 그것과 확연히 다르고 복잡하며 미묘하기 때문이
고, 육아의 어려움을 도맡아야 할 뿐 아니라 여성으로서 겪어야 할 정서
적인 격변이 이루 말할 수 없이 크기 때문이다.

그런데 이번에 정주화 박사가 여성의 병을 주제로 저서를 묶는다 하여
기쁘기 그지없다. 평소 정 박사는 여성들의 생식기 질환인 자궁근종 외
에도 난소낭종, 월경통은 물론 남녀의 불임증 치료에 뛰어난 임상경험을
축적해 왔고, 요실금이나 갱년기 질환에도 탁견을 지니고 있다. 그런 만
큼 그의 저서가 빛을 본다니 반가움과 더불어 믿음과 존경이 함께 한다.

이 책을 펼치면 그동안 각종 방송을 통해 일반인들이 이해하기 쉽게,
재미있게, 유용하게 풀어서 설명해주던 모습 그대로 마치 환자와 마주
앉아 이야기를 나누는 듯한 내용이다. '자궁에 혹이 생겼다고요?' , '왜

자궁근종이 생기나?', '치료기간은 얼마나 걸리나?' 와 같이 일반인들이 가장 궁금해 하는 질문에 콕! 콕! 짚어가며 궁금증을 풀어주고 있으니 가려운 데를 속시원하게 긁어준 듯 개운하다.

　더구나 한의학의 기초이론에 옛 선현들의 원전까지 충실히 검토해 인용하였고, 아울러 양방 부인과 영역을 참고하여 자궁근종은 물론 다른 여성병에 대해서도 보다 쉽게 이해할 수 있도록 세심히 배려했다는 점을 높이 사고 싶다. 참고문헌만 봐도 알 수 있듯이 한방, 양방을 두루 섭렵하여 근거나 뚜렷한 논조를 펼치고 있으니 정 박사의 학구열과 철저한 과학정신, 그리고 실용주의적인 사고를 충분히 느낄 수 있다. 이 책이 많은 여성들의 참살이 건강에 도움이 되기를 바란다.

2006년 5월
신재용 한의사

Contents

Part 1 여성들을 괴롭히는 자궁근종

Part 2 여성의 몸을 이해하는 키워드, 호르몬

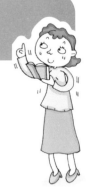

Part 3 양방치료는 어떻게 이루어지나

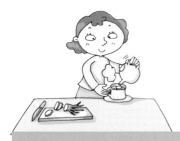

Part 4 이럴 때는 한방치료가 낫다

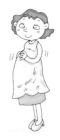

Part 5 자궁근종의 적

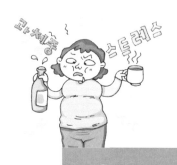

Part 6 이렇게만 하면 건강한 자궁

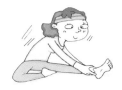

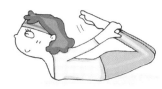

자궁건강 체크리스트

스스로는 자궁이 건강하다고 생각해도 자신도 모르는 사이에 어떤 이상이 생긴 여성들이 많다. 어떤 증상을 보일 때 자궁근종을 의심해봐야 할까. 초기에는 별 통증이 없다가 크기가 점점 커지면서 월경통이 심해지거나 월경의 양이 많아질 수 있다. 또 월경기간에 덩어리가 비치거나 허리가 마치 끊어질 것처럼 아프기도 한다. 만약 이런 증상이 있다면 어느 정도 크기가 커진 상태라고 봐야 한다.

따라서 미리미리 발견하려면 기혼 여성은 물론 미혼이더라도 1년에 1~2회 정도 정기적으로 자궁의 상태를 검사하는 것이 좋다. 특히 젊은 여성들의 경우에는 일단 자궁근종이 생기면 더 빨리 크기가 커지는 만큼 조기에 발견해야 치료에 큰 도움이 된다. 다음의 항목에 많이 해당될수록 일단 자궁건강의 적신호로 받아들이고, 자궁의 상태를 한번 체크해 보는 것이 바람직하다.

평소 몸의 상태
- ☐ 손발이 항상 찬 편이다.
- ☐ 배를 만져보면 차갑다.
- ☐ 늘 피곤해서 눕는 것을 좋아한다.
- ☐ 아랫배를 만져보면 안에서 딱딱한 것이 만져진다.
- ☐ 허리가 자주 아프다.
- ☐ 가끔 어지럼증을 느낀다.
- ☐ 소변을 자주 보고 시원치 않은 느낌이 든다.
- ☐ 배가 팽팽하면서 답답하다.

월경 전후의 증상

☐ 월경 전에 가슴이 붓는 등 컨디션이 안 좋다.

☐ 월경통이 예전에 비해 심해졌다.

☐ 월경기간이 자꾸 길어진다.

☐ 월경 중에 덩어리가 자주 비친다.

☐ 월경의 양이 갑자기 많아졌다.

스트레스 관리

☐ 평소 성격이 내성적이라는 소리를 많이 듣는다.

☐ 마음속의 생각을 잘 표현하지 않는다.

☐ 스트레스를 잘 받는 편이다.

☐ 자신만의 특별한 스트레스 해소법이 없다.

생활습관

☐ 몸에 꼭 끼는 속옷이나 거들, 팬티스타킹을 자주 오래 입는 편이다.

☐ 배가 드러나는 배꼽티처럼 짧은 윗옷을 즐겨 입는다.

☐ 술이나 고기를 좋아해서 자주 먹는다.

질병 유무

☐ 제왕절개수술로 아기를 낳았다.

☐ 유산을 한 적이 있다.

☐ 갑자기 살이 많이 쪄서 빠지지 않는다.

여성들을 괴롭히는 자궁근종

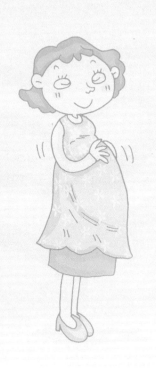

자궁에 혹이 생겼다고요?

자궁근종만큼 많은 여성들을 괴롭히는 질환도 드물다. 특히 30~40대 중년 여성 가운데는 우연히 정기검진이나 다른 이상을 치료하기 위해 산부인과에서 초음파 검사를 받았다가 '자궁에 혹이 있다' 는 이야기를 듣는 경우가 의외로 많다. 보통 성인 여성의 25~30% 정도에서 자궁근종이 생기는 것으로 알려져 있다. 하지만 미세한 크기의 자궁근종까지 포함한다면 거의 모든 폐경 전 여성에게 자궁근종이 있다고 볼 수 있을 정도로 흔하다.

자궁근종은 말 그대로 자궁의 근육에 생긴 양성 종양, 즉 혹을 말한다. 난소낭종이 물혹인 데 비해 자궁근종은 사마귀 같은 살혹에 가깝다.

한방에서는 자궁근종처럼 여성의 생식기에 생긴 종양을 '징가瘤瘕' 라고 하는데, 징가에는 다시 석가石瘕, 장담腸覃, 혈고血蠱 등이 있다. 자궁근종이 바로 석가에 해당된다. 돌과 같이 딱딱하다고 해서 붙은 이름이다.

석가 즉, 자궁근종은 한방에서 보면 기가 잘 순환되지 못해 혈이 뭉쳐서 생기는 병이다. 예를 들어 출산 또는 유산 후에 어혈·오로가 제대로 배출되지 않거나 갑자기 살이 많이 찐 경우, 술·고기를 좋아하는 경우에는 기혈의 순환이 나빠져서 자궁근종이 잘 생긴다. 평소 스트레스가 많고 마음속에 걱정이 많은 경우, 성격이 내성적이고 잘 표현을 하지 않는 경우도 마찬가지다.

재미있는 것은 발견된 자궁근종의 크기가 크든 작든 처음에는 단 한 개의 세포에서 시작된다는 사실이다. 한 개의 세포가 증식과 성장을 반복하면서 자궁근종이라는 양성 종양으로 커지는 것이다.

한 연구에 의하면 자궁근종 세포에서 세포의 성장을 변형시키는 돌연변이 유전자가 발견되었다고 한다. 자궁근종이 있는 여성들의 자궁에 이 돌연변이 유전자가 모두 존재하는 것인지, 아니면 모든 여성에게 이 유전자가 존재하지만 어떤 제3의 요인에 의해서 근종이 생기는지는 아직 밝혀지지 않았다. 전자든 후자든 처음에는 단 한 개의 세포 변형에서 시작되지만 호르몬의 불균형이나 세포 성장인자들의 복합적인 작용으로 인해 자궁근종이 점점 커지는 것으로 보고 있다.

특히 자궁근종의 크기가 커지는 데는 여성호르몬이 많은 영향을 미친다. 여성호르몬인 에스트로겐과 프로게스테론이 분비되기 전의 사춘기 청소년에게는 자궁근종이 생기지 않는다. 또 여성호르몬의 분비를 막는 약을 처방하면 자궁근종의 크기가 줄어든다. 그래서 양방에서는 자궁근종의 크기가 너무 큰 경우에는 수술을 하기 전에 자궁근종의 크기를 줄일 목적으로 약물치료를 시도하기도 한다.

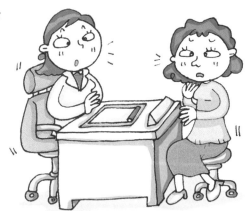

하지만 아직까지는 어떤 호르몬이 어느 정도의 양 이상일 때 자궁근종에 영향을 정확하게 미치는지는 모른다. 그래서 많은 여성들을 괴롭히는 자궁근종을 예방·치료하기 위해 호르몬의 양을 인위적으로 조절하기가 어렵다.

여성호르몬의 분비가 가장 급격하게 감소하는

시기는 폐경기. 자궁근종이 있는 여성 중에는 폐경기 이전까지만 자궁
근종이 더 심해지지 않도록 잘 관리하면 폐경이 되면서 자궁근종의 크
기가 자연스럽게 줄어드는 경우가 많다.

자궁근종은 위험한 병이다?

눈에 띄는 증상이 있다면 병원에서 검사를 통해 자궁근종을 초기에
빨리 발견할 수 있다. 하지만 별 증상이 없는 여성은 평소에는 자궁근종
이 있는지조차 모르고 지내다 뒤늦게 알게 되는 경우가 의외로 많다.

자궁근종이 있을 때 눈에 띄는 증상이 나타나는 경우는 30~40% 정도
로 알려져 있다. 자궁근종의 크기가 클수록 유난히 아랫배가 불룩 나오
거나 자궁 주변의 방광, 직장을 압박해 소변을 자주 보고 변비가 생기기
도 한다.

또 자궁근종이 생기는 위치에 따라서 점막 쪽에 가까울 때는 과다출
혈 증상을 보이거나 생리기간이 아닌데도 하혈을 하는 부정출혈이 나타
날 수 있다. 자궁근종 때문에 임신이 잘 안 되거나 어렵게 임신이 되더
라도 자꾸 유산되는 경우도 있다.

이런 다양한 자궁근종의 증상 중에서도 여성들을 가장 불안하게 만드
는 것은 출혈이다. 적은 양이라도 출혈이 있으면 '심각한 병이 아닐
까?' 싶어 왠지 겁이 나기 마련이다. 그래서 병원에서 출혈이 심하고 근
종의 크기가 크다며 수술을 권하면 수술 후의 여러 가지 후유증을 충분
히 고려할 틈도 없이 그대로 따르게 된다. 자궁근종뿐만 아니라 자궁적
출술로 자궁 자체를 아예 들어내는 경우도 종종 있다.

자궁근종이 심한 여성 중에는 드물게 월경기간 또는 평소의 갑작스러운 과다출혈로 인해 빈혈, 어지럼증 등의 증상을 보여 응급실을 찾는 환자들도 있다. 하지만 대부분의 자궁근종은 다행히도 생명을 위협하는 질환은 아니다. 가령 심한 과다출혈 증상이 있더라도 지혈효과가 뛰어난 처방으로 증상을 먼저 다스린 다음 자궁근종을 만드는 근본적인 원인을 찾아 치료하면 더 악화되지 않거나, 크기가 줄어들어 자궁을 온전하게 보존할 수 있다.

양방에서는 보통 자궁근종의 크기가 작고 출혈 같은 특별한 증상이 없으면 치료를 하지 않는다. 3~6개월 간격으로 정기검진을 하다가 크기가 커지면 수술을 고려하게 된다. 하지만 그냥 지켜만 본다고 해서 자궁근종이 저절로 없어지거나 작아질 리는 만무하다.

자궁근종을 그대로 두면 암이 된다?

50대 중반의 가정주부 J씨는 요즘 자궁근종 때문에 걱정이 많다. 몇 년 전에 받은 정기검진에서 자궁근종이 있다는 사실을 알았지만 그동안은 별다른 치료를 하지 않았다. 병원에서도 크기가 작고 증상이 없는 데다 몇 년 후에 폐경이 되면 크기가 줄어들 것이라며 두고 보자고 했다. 하지만 자궁근종의 크기가 폐경이 된 지 2년이 지났는데도 전혀 줄어들지 않은 것이다.

J씨가 아무리 걱정을 안 하려고 해도 몸에 혹이 있다는 게 여간 신경 쓰이는 게 아니다. 친정아버지가 위암으로 수술을 받고 고생하다 돌아가셨던 터라 '혹시 자궁근종이 암으로 변하는 건 아닐까?' 싶은 불안한

마음도 크다. 요즘 같아서는 꺼림칙하게 자궁근종을 놔두는 것보다는 차라리 빨리 수술을 하는 게 낫지 않을까 싶을 정도다.

J씨처럼 자궁근종을 가지고 있는 여성들이 느끼는 또 하나의 큰 불안은 '이 혹이 혹시 암은 아닐까?', '병원에서는 괜찮다는데 나중에 암이 되는 것은 아닐까?' 하는 것이다. 자궁근종이 비록 양성이라고는 하지만 '종양' 이라는 이름을 달고 있다 보니 '자궁근종이 있다' 는 진단을 받게 되는 순간부터 불안해진다. 우리나라 국민 5명 중 1명이 암으로 죽어갈 정도로 암환자가 많은 상황에서 어쩌면 당연한 일인지도 모른다.

더구나 여성에게 자궁은 단순한 인체기관이 아니다. 소중한 생명을 잉태할 뿐만 아니라 여성의 건강을 지키는 데도 너무나 중요한 기관이 아닌가.

과연 자궁근종이 암이 될 수 있을까? 결론부터 말하면 자궁근종이라는 용어 자체가 양성 종양을 뜻하기 때문에 질문 자체가 우문이다. 자궁근종은 자궁근종이고 암은 암인 것이다. 자궁근종이 변해서 암이 되는 것은 아니다.

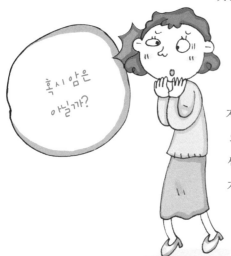

혹시 암은 아닐까?

자궁의 근육층에 생기는 암인 자궁육종의 경우 자궁근종을 제거하는 수술을 하기 위해 병원을 찾는 환자 1천 명 중 한 명 정도라는 통계가 있다. 사실 자궁근종이 있어도 수술을 받지 않는 여성이 전체 자궁근종 환자의 80% 정도로 많은 만큼 실제로 자궁의 근육층에 암이 생기는 여성은 이 발병률보다도 훨씬 적다. 따라서 자궁근종이 있다고 해서 지나치게 자궁근종과 암을 관련시켜 전전긍긍할 필요는 없다.

자궁근종과 자궁육종은 발병 연령 자체가 다르다. 자궁근종이 발달하는 평균 연령은 38세로 알려져 있다. 이에 비해 자궁육종은 젊은 여성에게는 거의 나타나지 않는 질환으로, 자궁육종이 생기는 평균 연령은 58세로 훨씬 높다.

만약 빠른 속도로 성장하는 자궁근종이라면 드물지만 자궁육종을 의심해야 하는 경우가 있다. 특히 이미 폐경이 된 50대 후반~60대 초반 이후 여성이면서 호르몬 대체요법을 받지 않는데도 자궁근종이 몇 주 만에 빠르게 성장한다면 자궁육종이 아닌지 확인해야 한다.

정확한 결과를 알기 위해서는 수술을 통해 자궁의 조직을 일부 떼어 낸 다음 조직검사가 필요하다. 조직검사를 하기 전에 몸에 암으로 인한 항체가 있는지를 미리 검사하는 것도 좋은 방법이다. 부족한 여성호르몬을 보충하기 위해 호르몬 대치요법으로 에스트로겐이나 프로게스테론 제제를 복용하고 있다면 일단 약 복용을 중단하고 자궁근종의 크기가 줄어드는지 살펴보는 것이 좋다.

왜 자궁근종이 생기나

자궁에 혹이 생겼다는 소리를 들었을 때 불안감과 함께 찾아드는 것은 '도대체 왜 이런 혹이 생겼을까?' 하는 의문이다. 하지만 아직 자궁근종이 생기는 원인에 대해서는 확실하게 밝혀진 것이 적다.

자궁은 여성의 몸에서 종양이 잘 생기는 대표적인 기관이다. 임신기간 동안 빠른 속도로 성장하는 태아를 키우기 위해 탄력적으로 커지는 기관이라는 특성과도 관련이 깊다. 성장할 준비가 되어 있는 세포로 이루어진 만큼 알 수 없는 어떤 원인으로 인해서 세포가 잘못된 신호를 받는다면 성장하고 팽창하는 능력을 이용해서 크기가 커지는 것이다.

한방에서는 자궁근종 즉 석가를 포함한 아랫배의 혹인 징가를 만드는 원인으로 차고 습한 기운 또는 기가 막히는 기체氣滯, 습담濕痰, 기혈氣血 허약虛弱 등으로 인한 어혈을 주범으로 꼽는다. 쉽게 말하면 월경이나 출산 후처럼 자궁이 약한 시기에 차고 습한 기운에 노출되거나 스트레스를 받아 기체가 되는 경우, 복부에 어혈이 몰려 뱃살이 찌는 경우에 자궁근종이 잘 생긴다.

이외에 자궁이 제 위치를 벗어나 과도한 전굴 또는 후굴이 되어도 월경혈이 쉽게 빠져나오지 못해 어혈이 잘 생긴다. 어혈이 자꾸 쌓이면 자궁근종이 될 수 있다. 정상적인 자궁은 약간 전굴된 상태이다. 배를 차갑게 하거나 자세가 구부정해서 기혈의 순환이 나빠지는 것도 원인이 된다.

그런가 하면 양방에서는 호르몬 불균형 현상으로 설명한다. 에스트로겐이나 프로게스테론 같은 특정 호르몬이 자궁근종을 만들거나 커지게 한다는 생각보다는 호르몬 사이의 적절하고 섬세한 균형이 깨지는 것이 문제라고 보면 된다.

호르몬의 균형을 깨뜨리는 원인

여성의 자궁은 초경 이후 30~40년 동안 월경과 배란을 통해 하루도 빠짐없이 많은 변화를 겪는다. 사실 우리 몸의 어떤 기관도 여성의 자궁과 난소처럼 매일 환경이 바뀌지는 않는다.

그렇다면 이 복잡한 과정을 통제하는 것은 무엇일까? 바로 호르몬이다. 뇌의 명령을 통해 뇌하수체와 난소, 부신, 갑상선 등의 주요 호르몬 분비기관에서 생산되는 다양한 호르몬의 치밀하고 조직적인 작용에 의해서 정상적인 월경과 배란이 이루어지게 된다.

봄이 가면 여름이 오고, 다시 가을과 겨울로 이어지는 계절의 변화처럼 자연스럽게 이루어져야 할 이 과정이 무언가에 의해서 방해를 받게 되면 적절한 양의 호르몬이 분비되고 제대로 작용을 하는 데 문제가 생긴다.

잘못된 식생활

평소 에스트로겐 수치를 높이는 식생활을 하면 호르몬의 균형이 깨지게 된다. 예를 들어 육류나 치즈, 버터 등의 유제품처럼 포화지방산이 포함되어 있거나 술, 설탕 같은 음식을 많이 섭취하게 되면 에스트로겐 수치가 높아지는 것으로 알려져 있다. 이들 식품을 분해하느라 잔뜩 피로해진 간이 과다한 에스트로겐을 몸 밖으로 배출시키지 못하기 때문이다. 간은 소화에 있어서 두 가지의 역할을 담당한다. 한 가지는 우리가 매일 섭취하는 음식을 대사시키는 역할이고, 다른 하나는 과다한 호르몬을 배출시켜 호르몬의 균형을 맞추는 것이다. 간의 에스트로겐 대사 능력이 떨어질수록 체내 에스트로겐 함량이 높아져서 자궁근종을 악화시키는 원인이 된다.

한방에서는 고기나 유제품 등 칼로리가 높은 식품을 많이 섭취하면 습담이 많이 쌓이는 것으로 본다. 습담이 쌓여 기혈의 순환을 방해하면 자궁에 어혈이 몰려 자궁근종이 되기 쉽다.

나쁜 생활습관

대부분의 여성은 월경기간이 되면 유난히 피

곤하거나 힘들고 신경이 예민해지는 경험을 한다. 매달 이루어지는 월경이나 배란은 힘든 과정이다. 특히 월경은 자궁의 내막이 탈락되는 것으로, 자궁내의 물질이 빠져 나오기 위해서는 자궁이 수축을 해야 된다. 만약 이 수축이 원활하지 않을 때는 문제가 된다. 자궁이 수축을 잘하고 월경혈이 완전히 빠져 나오기 위해서는 월경기간에 지나치게 과로하거나 영양이 너무 부족해서는 안 된다. 평소 수면시간이 부족하거나 잠을 늦게 자는 생활습관도 호르몬 분비와 작용에 나쁜 영향을 미친다.

지나친 스트레스

호르몬을 관장하는 기관은 뇌. 뇌의 신호를 통해서 호르몬 분비기관이 연쇄적인 반응을 일으켜서 각종 호르몬을 분비하는 것이다. 당연히 감정적인 문제가 계속 남아 있는 등 정신적인 스트레스가 심할 때는 호르몬 분비에 이상이 생긴다.

특히 정서적으로 예민한 여성일수록 시험이나 중요한 일을 앞두고 긴장을 하면 월경주기에 쉽게 이상이 생긴다. 심한 스트레스를 받으면 뇌가 스트레스 조절에 필요한 호르몬을 우선적으로 분비하기 때문에 정상적인 호르몬 분비와 활동이 이루어지지 못한다.

각종 환경호르몬

우리가 매일 먹는 식품뿐만 아니라 입고 쓰는 몸에 바르는 화장품이나 각종 세제, 방향제, 모기약 등의 많은 제품에는 자연성분이 아닌 화학성분이 들어간 것들이 많다. 이런 화학적인 성분 중에는 우리 몸 안에서 분비되는 호르몬과 비슷한 '환경호르몬'이라는 것이 있다. 식품을 통해서 체내에 들어오거나 피부 또는 호흡을 통해 들이마시면 우리 몸에서 자연적으로 분비되는 호르몬이 차지해야 할 자리를 대신 차지하거나 아니면 정상 호르몬의 활동을 방해해 호르몬 체계를 교란시키는 성분이다.

폐경주위기에 찾아오는 호르몬 불균형

여성의 생리가 완전히 끝나는 폐경 전에는 호르몬의 부조화로 인해 여러 가지 증상이 나타나게 된다. 이 시기를 '폐경주위기'라고 부르는데, 보통 폐경 전 5~10년 정도의 기간을 말한다.

폐경주위기에는 특히 에스트로겐과 프로게스테론 호르몬이 극심한 불균형을 이룬다. 폐경이 가까워지면 여성의 몸에서는 더 많은 난포를 성숙시켜서 최대한 배란시키려고 한다. 이로 인해 프로게스테론보다 에스트로겐 수치가 높아지는 경우가 많다. 자궁근종은 다른 근육조직보다 에스트로겐의 자극에 민감해서 자궁근종이 빠른 속도로 커질 수 있다.

프로게스테론은 배란이 된 후에 황체에서 분비되는 호르몬이다. 따라서 제대로 배란이 되지 않으면 월경을 하더라도 프로게스테론이 분비되지 않는다. 이런 경우에도 호르몬 불균형 현상이 생길 수 있다. 배란이 되지 않는 무배란은 폐경주위기의 중년 여성뿐만 아니라 아기가 생기지 않아 불임클리닉을 찾는 젊은 여성에게도 흔한 편이다. 정상적으로 월경을 하는데도 배란이 이루어지지 않으니 임신을 못하는 것이다. 정신적·육체적으로 피로가 쌓이거나 자궁내막이 지나치게 두터워지는 자궁내막 증식증이 있는 여성, 비만한 여성일수록 무배란 증상이 많이 나타나는 것으로 보고돼 있다.

복부비만 · 변비

콜레스테롤은 호르몬을 만드는 재료로 사용된다. 따라서 비만으로 인해 체지방이 지나치게 많을 때는 호르몬의 재료 역시 과다해져 호르몬이 과잉 분비되는 경우가 생긴다. 특히 배에 집중적으로 쌓인 지방은 팔이나 다리 등의 지방보다 더 문제가 된다.

변비가 있어도 호르몬의 균형이 깨지기 쉽다. 배설은 몸에서 노폐물이 빠져 나가는 과정이다. 노폐물 속에는 불필요한 과잉 호르몬도 포함되어 있다. 만약 변비로 인해 이런 노폐물이 바로바로 배설되지 않으면 장에 머물러 있는 변에서 호르몬이 다시 몸 안으로 흡수되기도 한다.

자궁은 어떻게 생겼을까

자궁근종을 알기 위해서는 자궁의 구조부터 이해해야 한다. 흔히 자궁의 모양을 서양 배를 거꾸로 뒤집은 모습으로 표현한다. 윗부분이 더 크고 아랫부분이 더 작다. 위의 큰 부분을 자궁체부, 아래의 작은 부분을 자궁경부라고 부른다.

자궁체부의 윗부분에는 양쪽에 2개의 가느다란 관이 연결되어 있는데, 끝으로 갈수록 넓어지는 모양을 한 것이 나팔관이다. 이 나팔관을 통해서 난자가 이동한다. 자궁경부는 자궁의 바깥 통로이자 질로 이어지는 길목으로 골반 뼈에 연결돼 있다.

평균적인 자궁의 길이는 5~8cm, 넓이는 3~5cm 정도로 성인의 주먹 정도 크기에 해당된다. 출산 경험이 있으면 그렇지 않은 경우보다 자궁의 크기가 커진다. 자궁의 무게는 달걀 1개 정도의 무게인 약 50g 정도. 대신 자궁의 두께는 2~3cm 정도로 두꺼워 탄력성이 뛰어나다. 그래서 3~4kg까지 성장하는 태아를 잘 보호할 수 있다.

단면상으로 보면 자궁은 3개의 뚜렷한 층으로 이루어져 있다. 가장

자궁근종은 주로 어떤 곳에 생기나?

대부분의 자궁근종은 자궁체부에서 생기고, 경부에 생기는 자궁근종은 약 5% 정도로 적다. 면적상 자궁체부에 근육층이 가장 많이 존재하기 때문이다.

바깥층이 자궁외막이고 다음이 자궁근육, 그리고 자궁내막 순이다. 가운데에 위치한 자궁근육은 흔히 자궁벽이라고도 부른다. 자궁벽은 심장과 똑같은 근육으로 이루어져 있는데, 몸에서 보내는 신호에 따라서 수축되거나 팽창된다. 월경기간이나 출산, 혹은 성관계를 하는 경우에 자궁이 수축되는 것을 가장 쉽게 느낄 수 있다.

자궁벽 아래에 가장 안쪽에 있는 층인 자궁내막은 월경주기에 따라 가장 큰 변화를 겪는 곳이다. 월경주기 초기에는 자궁내막이 두터워져서 수정란이 착상할 수 있도록 부드러운 막을 형성했다가 착상이 일어나지 않으면 탈락된다. 자궁내막이 탈락되는 것이 바로 월경이다. 만약 이 부분에 자궁근종이 생기면 크기가 작아도 지혈이 잘 되지 않아 과다출혈이 생길 수 있다.

생기는 위치에 따른 자궁근종

자궁 중에서도 특히 어느 부분에 자궁근종이 생기고 커지느냐에 따라 증상이 달라지고 치료방법, 수술방법, 임신에 미치는 영향 등이 많이 달라진다. 예를 들어 자궁내막에 위치한 근종은 가장 적은 편이지만 수정란이 착상하는 것을 방해해 불임을 만들거나 월경과다, 월경기간이 길어지는 증상을 보일 수 있다.

자궁근종은 자궁의 외막이나 근육층, 내막 어디에나 생긴다. 처음에는 근육층 안에 생겼다고 하더라도 자라는 방향에 따라서 자궁의 외막 쪽으로, 혹은 자궁의 내막 쪽을 향해 자라는 경우도 있다.

임신과 자궁근종

장막하 근종은 자궁내막에 생긴 근종처럼 월경에 영향을 미치거나 과다출혈 같은 문제를 일으키지는 않는다. 따라서 임신에도 큰 지장을 주지 않는다.

반면 점막하 근종이 있으면 크기가 크지 않더라도 월경과다 또는 월경기간이 길어질 수 있고 임신을 방해한다. 근층내 근종도 월경통, 과다출혈 증상을 초래한다.

장막하 근종

자궁의 3개 층 중에서 가장 바깥층에 뿌리를 두고 있는 자궁근종을 말한다. 자궁의 외막이 장과 인접해 있기 때문에 붙은 이름이다. 자궁을 기준으로 앞으로는 방광이, 뒤쪽으로는 장이 위치해 있어서 장막하 근종이 커지면 방광이나 수뇨관을 압박해 소변을 자주 보는 증상이 나타나게 된다. 임신을 하면 자궁이 커지면서 소변이 자주 마려운 것도 비슷한 이치다.

줄기로 이어져 있는 장막하 근종이라면 다른 장기나 골반근육에까지 달라붙어서 기생할 수도 있다. 가느다란 줄기로 이어져 있기 때문에 자궁근종이 커져서 혈액이 모자라면 가까이 있는 장기에서 혈액을 흡수하는 등 유착으로 인한 문제가 우려된다.

근층내 근종

자궁의 중간층인 자궁벽에 생긴 혹이다. 근층내 근종이 커지게 되면 자궁 전체의 크기가 커져 보이고, 자궁내의 빈 공간인 자궁강의 모양이 변하게 된다.

대부분의 근층내 근종은 증상이 뚜렷하게 나타나지 않는다. 하지만 혹이 커지면서 자궁강의 크기가 커지고 자궁내막까지 커지면 월경기간에 출혈량이 많아질 수 있다. 혹이 커지면 많게는 자궁강이 정상보다 10~15배 정도 팽창된다. 그만큼 매달 출혈을 하는 면적이 넓어진다.

또 자궁 수축이 원활하지 않기 때문에 월경통이나 과다출혈을 만들기도 한다. 장막하 근종처럼 크기가 커지면 주변 장기를 압박할 수도 있다.

점막하 근종

자궁내막에 위치한 근종으로 가장 적은 편이지만 가장 문제가 된다.

점막에 있는 혈관과 직접 연결돼 있어서 크기가 크지 않아도 월경과다 현상이나 월경기간이 길어지는 증상이 나타날 수 있기 때문이다. 수정란이 자궁내막에 안전하게 착상을 해야 임신이 되는 만큼 임신에 많은 영향을 미치는 것도 바로 점막하 근종이다.

장막하 근종과 마찬가지로 자궁과 줄기로 이어져 있거나 또는 바로 붙어 있는 경우가 있다. 줄기로 이어져 있는 경우에는 마치 혹이 매달려 있는 것 같은 모양이 된다. 이때는 자궁 속의 빈 공간을 차지하다 못해 자궁경부를 통해 혹이 자궁 바깥쪽까지 빠져 나오는 현상이 일어날 수 있다. 만약 혹과 자궁을 잇는 줄기가 꼬이는 경우에는 통증이 매우 심해서 고통스럽다.

이런 증상 있으면 자궁근종을 의심하라

자궁근종이 있다고 해서 모두 쉽게 알아차릴 수 있는 증상이 나타나는 것은 아니다. 자궁근종의 크기가 상당히 큰데도 전혀 증상이 없는 여성도 많다. 자궁근종이 있더라도 뚜렷한 증상을 보이는 경우는 30~40%에 불과하다.

나타나는 증상은 자궁근종이 자궁의 어느 부분에 생기느냐에 따라서 크게 달라진다. 자궁근종을 알려주는 흔한 증상으로는 과다출혈이나 이로 인한 빈혈이나 어지럼증, 그리고 아랫배 통증이나 성교통, 요통 등의 통증이다. 소변을 자주 보거나 방광염, 피로, 소화불량, 변비도 많이 나타난다. 임신과 관련해서는 불임 외에도 조기 유산, 조기 분만을 하는 경우가 있다.

하지만 이런 증상이 있다고 해서 다 자궁근종이라는 이야기는 아니다. 비슷한 증상을 보이더라도 자궁내막증이나 폴립, 자궁선근종과 같은 질환일 수도 있다.

자궁출혈

자궁근종 환자의 3분의 1 정도는 비정상적인 자궁출혈 증상을 보인다. 월경량이 많아지거나 생리기간이 아닌데도 출혈 증상을 보이는 것이다. 자궁근종이 있는 여성에게 가장 불안감을 주는 증상이기도 하다.

요리를 하다 손가락만 살짝 베도 가슴이 콩닥거리는 것처럼 피를 보면 섬뜩함을 느끼는 것이 인간의 자연스러운 심리인데다가 보이지 않는 장기에서 갑자기 심한 출혈을 일으키게 되면 더럭 겁이 나기 마련이다.

자궁근종이 있으면 왜 과다출혈을 일으키는 것일까? 피와 조직으로 이루어진 자궁내막이 탈락되어서 나오는 것이 월경혈이다. 월경혈을 내보내기 위해서는 자궁이 수축을 해야 되는데 수축을 하면 내막을 밀어내버리는 작용과 동시에 자궁의 혈관을 닫아서 지혈시키는 역할을 하게 된다.

그런데 자궁벽에 근종이 있다면 이런 정상적인 수축 작용에 문제가 생겨 지혈이 잘 되지 않는다. 자궁근종이 커질 때는 근종을 둘러싸고 있는 혈관들도 함께 커지기 때문에 출혈량이 더 많아진다.

여러 가지 자궁근종 중에서도 과다출혈을 일으키는 것은 점막에 생기는 점막하 근종이다. 점막에 있는 혈관과 직접 연결돼 있기 때문이다. 자궁의 중간층에 생기는 근층내 근종도 과다출혈을 일으킬 수 있다. 자궁내의 혈관을 압박해 정상적인 혈액의 흐름을 방해하고, 자궁의 정상적인 수축을 막기 때문이다.

자궁근종의 성장을 자극하는 호르몬의 불균형도 자궁내막의 정상적인 기능을 방해해 월경혈의 양을 늘릴 수 있다. 에스트로겐과 프로게스테론의 균형이 이루어질 때 월경혈의 양이 조절되는데, 에스트로겐의 수치가 높아지면 월경혈의 양이 더욱 늘어나게 된다.

만약 자궁근종으로 출혈이 너무 과다할 때는 빈혈이 생기므로 주의해야 한다. 이런 경우에는 빨리 치료하지 않으면 체력이 저하되고 극심한 피로, 호흡 곤란과 같은 심각한 문제를 가져올 수 있다.

통증

자궁근종이 커지면 월경통이 심해질 수 있다. 특히 근층내 근종이 있으면 월경통이 심한 경우가 많다. 월경기간에 자궁이 수축을 하는 과정에서 근층에 근종이 있으면 정상적으로 수축이 되지 않기 때문이다. 월경기간뿐 아니라 평소에도 아랫배에 미묘한 통증이나 압박감이 느껴질 수 있다.

때로는 골반 쪽으로 불룩한 느낌이나 끌어당기는 느낌을 갖기도 한다. 자궁근종이 커지면서 자궁이 팽창하다 보면 자궁을 받치는 골반 인대에 부담을 주기 때문이다. 무거운 짐을 들면 팔이 아픈 것과 같은 원리다. 대부분 서서히 커지는 근층내 근종이나 점막하 근종일 때 나타나는 증상이다. 이런 근종은 골반검사나 복부 검사를 하면 쉽게 확인할 수 있다.

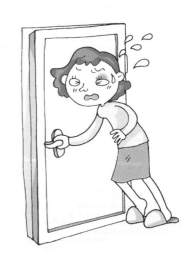

만약 자궁근종의 크기가 매우 큰 경우에는 자신이 직접 배 쪽에서 만져보면 불룩하게 나와

있는 근종이 손으로 만져지는 경우도 있다.

소변 이상

자궁과 방광이 바로 붙어 있는 기관이다 보니 근종 때문에 자궁이 커지면 가장 큰 영향을 받는 것은 방광이다. 커진 자궁이 방광을 누르면 소변이 자주 마렵거나 자신도 모르게 소변이 조금씩 나오는 요실금이 생길 수 있다.

심한 경우에는 신장에서 방광으로 이어지는 수뇨관을 눌러 신장에 이상이 생기는 여성도 있다. 노폐물을 거른 다음 수뇨관을 통해 방광으로 내보내고 있는 신장의 기능을 떨어뜨리는 것이다.

변비

자궁에 방광만큼 가까운 기관은 장이다. 장은 작은 자극에도 매우 예민한 기관으로, 자궁이 장을 압박하면 변비가 생기기 쉽다. 변비에 시달리는 여성일수록 체내의 노폐물이 바로바로 배설되지 못해서 유난히 피로가 심하고 짜증을 잘 낸다.

피로

운동을 하거나 일을 많이 하는 등의 특별한 이유 없이 피로한 것도 자궁근종 환자들이 많이 호소하는 증상이다. 자궁근종으로 인해 더 많은 혈액을 소비하는 데다 근종으로 인해 출혈되는 양이 많아지기 때문이다. 임산부가 태아에게 혈액과 영양을 빼앗겨 피로를 쉽게 느끼고 졸린 것처럼 자궁근종 환자도 불필요한 곳에 혈액을 소모하다 보니 자연히 피로해진다.

자궁근종을 발견한 이후 '자궁에 혹이 있다'는 데서 느끼는 심리적인 스트레스 또한 피로를 가중시키는 원인이 된다.

불임

불임 여성의 5~10%는 자궁근종이 문제가 된다. 자궁근종의 위치에 따라서 정자의 이동통로가 방해를 받거나 나팔관의 통로를 막는 것이다. 자궁내막에 근종이 생겨 수정란이 정상적으로 착상되지 못하도록 방해하기도 한다.

또 자궁근종이 있는 여성은 임신 후 초기 3개월 동안의 조기 유산 가능성도 그렇지 않은 여성보다 높아진다. 자궁근종 때문에 자궁강이 정상적인 모습을 갖추지 못하거나 태아에게 영양을 공급하는 데 필요한 혈액을 공급하지 못하기 때문이다. 따라서 임신을 계획하고 있는 자궁근종 환자는 근종의 위치나 크기 등에 대한 정확한 검사를 받는 것이 바람직하다.

자궁근종의 크기가 커지면…

어느 날 한의원으로 한 통의 전화가 걸려 왔다. 동생이 자궁근종이 커서 고생을 하고 있는데 한방치료가 가능하냐는 것이었다. 그래서 크기가 어느 정도 되는지를 물었더니, 정확한 대답을 하지 않고 다른 사람보다 좀 크다고만 얼버무렸다.

이렇게 언니가 전화로 진료예약을 한 Y씨는 예약 당일에 한의원을 찾았다. 예약한 시간보다 거의 1시간이 지날 무렵이 되자 만삭의 임산부처럼 보이는 한 여성이 가쁜 숨을 쉬며 진료실 문을 열고 들어왔다. Y

씨였다. 간호사가 Y씨를 부축하며 '혹시 임신 중이세요?' 하고 물을 정도로 배가 불룩하게 나와 있었다. 초음파 검사를 해보니 생각했던 것보다 자궁근종의 크기가 충격적일 정도로 컸다.

하지만 놀랍게도 Y씨는 월경을 정상적으로 하고, 음식 섭취나 소화, 배변 등에 전혀 문제가 없다고 했다. 다만 추위를 전혀 타지 않고 열이 많이 나서 날씨가 쌀쌀해도 문을 거의 열고 지낸다는 것이었다. 큰 교통사고를 당해 안면마비가 오고 머리 쪽에 심각한 손상을 입었는데, 복부가 팽만해지기 시작한 것은 교통사고를 당한 지 7년이 지난 무렵이라고 했다.

조금이라도 편하게 도와주고 싶은 마음으로 언제라도 치료를 받으러 오라고 했지만, 그 후로 Y씨를 보지는 못했다. 한 번의 외출도 그녀에게는 너무나 큰 부담을 주는 일이었던 모양이다. 물론 이처럼 거대근종을 가진 경우는 아주 드물기는 하다.

보통 자궁근종의 크기를 말할 때에는 입체물의 평면적인 길이를 사용해 나타낸다. 크기에 따라서 임신 주수로 나타내기도 한다. 일찍 발견한 경우는 아주 작은 1~2cm에서부터 14~15cm의 거대근종까지 크기가 다양하다.

심한 경우에는 자궁근종이 어느 정도로 커질 수 있는 것일까. 학계에 보고된 바로는 자궁근종의 무게가 무려 12kg이나 되는 경우도 있다고 한다.

혹의 개수는 한 개만 있는 경우보다는 여러 개가 동시에 있는 경우가 더 많다. 한 개의 커다란 혹처럼 보이지만 정밀하게 보면 여러 개가 같이 모여 있는 혹도 있다. 자궁근종이 많이 발견된 것으로 보고된 경우는 한 사람에 수백 개가 생긴 경우도 있다.

자궁내막에 근종이 생기는 점막하 근종이라면 크기가 작아도 과다출혈과 같은 눈에 띄는 증상을 나타낸다. 하지만 대부분의 자궁근종은 어느 정도 크기가 커지기 전에는 별다른 증상을 보이지 않아서 발견이 어렵다.

일단 크기가 커지면 커질수록 자궁과 인접한 다른 장기에 여러 가지 영향을 끼친다. 자궁의 앞쪽에는 방광이 위치해 있고, 자궁의 뒤쪽에는 장이 있다. 만약 방광을 압박하면 소변이 자주 마렵거나 소변이 조금씩 새어 나오는 요실금 같은 소변 관련 증상이 나타날 수 있다. 장을 압박하게 되면 변비가 생기거나 배에 가스가 차고 더부룩한 증상을 보이기도 한다. 이런 증상들이 요통이나 소화불량, 두통 등으로 이어지는 경우도 있다.

자궁근종의 변성

자궁근종은 살아있는 조직이다. 조금씩 크기가 커질 뿐만 아니라 서서히 쇠퇴해서 죽기도 한다. 자궁근종이 생존하기 위해서는 혈액과 산소를 필요로 한다. 하지만 자궁근종이 너무 빨리 성장하게 되면 근종에 혈액을 공급하는 혈관이 새로운 조직이 생존하는 데 필요한 충분한 양의 혈액과 산소를 공급하지 못할 수도 있다. 이런 경우 자궁근종은 세포가 죽어서 변형되는 과정을 겪게 된다. 이것을 '근종이 변성했다'고 표현한다. '괴저'라고도 말하는데 몸 안에서 세포가 죽는 것을 가리킨다.

보통 자궁근종의 3분의 2 정도에서 변성이 일어난다. 폐경기에 에스트로겐 분비가 줄어들면서 자궁근종의 변성이 일어나거나, 혈액이 공급되는 속도보다 자궁근종이 빠르게 커지는 경우에도 변성이 생긴다. 변성이 있으면 감염 또는 악성 종양을 의심하는데, 변성된 자궁근종이 암으로 밝혀지는 경우는 1% 내외로 매우 드물다. 자궁근종이 변성의 과정을 통해서 암으로 변하는지 또는 새로운 악성 종양이 생기는 것인지는 아직 정확하지가 않다.

변성이 되는 시기는 일정하지 않고, 변성을 알 수 있는 증상이 꼭 나타나는 것도 아니다. 변성이 일어나면 석회화되어 더 단단해지거나 반대로 액화되기도 한다. 보통 월경기간 동안 출혈량이 더 많아지거나 덩어리가 보일 수도 있고, 미열이 생기면서 아랫배에 딱딱한 느낌이 생길 수도 있다.

때로는 통증이 매우 심해서 고통스럽다. 자궁근종 내의 세포가 죽어가면서 자궁에 통증과 부종을 일으키는 화학물질을 내뿜기 때문이다. 이 화학물질이 혈관을 타고 이동하면 미열이 생기게 된다. 보통 변성 때문에 생긴 통증은 아무리 심해도 하루면 사라진다. 이외에 드물기는 하지만 자궁근종이 줄기로 이어진 경우에는 줄기가 여러 번 꼬여서 근종으로 혈액이 제대로 공급되지 않아 심한 통증이 생길 수 있다.

11 자궁근종 때문에 임신이 안 된다?

일단 자궁근종이 있다는 이야기를 들으면 임신을 계획하고 있는 여성은 심리적으로 조급해지게 된다. 아직 정신적으로나 경제적으로 충분한 준비가 되지 않았는데도 불구하고 서둘러서 임신을 시도하게 되는 경우도 있다.

하지만 자궁근종이 있다고 해서 아이를 가지지 못하는 것은 아니다.

자궁근종이 있어도 얼마든지 임신과 출산에 성공하는 여성들이 많다.

물론 자궁근종의 위치와 크기에 따라 임신에 미치는 영향이 달라진다. 난소와 수정란의 이동로인 난관을 눌러서 난자의 이동이 자유롭지 못하거나 수정이 불가능하게 만드는 위치에 자궁근종이 생기면 임신이 어렵다. 근종의 종류에 따라서는 자궁내막의 성질을 바꿔서 수정란이 착상을 하지 못하게 만드는 것도 있다. 자궁근종이 따뜻하고 푹신한 자궁내막을 차갑고 딱딱한 상태로 만드는 것이다. 자궁근종의 수가 많으면 많을수록 수정란이 착상될 가능성이 떨어진다.

어렵게 착상을 한다 해도 만일 착상된 자궁내막 근처에 자궁근종이 있다면 내막이 얇아지고 태아 성장에 필요한 혈액이 제대로 공급되지 못한다. 이때는 태아가 제대로 자라지 못해 유산이 될 가능성이 높아진다.

다행히 수정란이 자궁근종이 있는 위치와 먼 곳에 착상이 되면 정상적인 임신과 출산이 얼마든지 가능하다. 한번 유산된 다음에 다시 임신이 될 때에는 같은 장소에 수정란이 착상될 가능성은 거의 없다고 봐도 된다.

또 자궁근종에서는 '프로스타글란딘'이라고 해서 통증을 유발시키는 호르몬이 분비된다. 프로스타글란딘은 자궁의 근육 조직을 수축하게 만드는 작용도 한다. 자궁이 수축하게 되면 수정란의 착상과 정상적인 성장이 어려워진다.

자궁근종 중에서도 임신과 가장 관련이 깊은 것은 자궁내막에 위치한 점막하 근종과 3개로 구분된 자궁의 중간층에 위치한 근층내 근종이다. 이런 근종 때문에 유산이 반복되는 경우에는 수술로 제거하는 것이 바람직하다. 특히 점막하 근종일 때는 제거 후에 임신과 출산율이 한결 높아진다.

자궁근종이 불임의 원인이 되는지 알아보는 데는 몇 가지 검사가 필요하다. 초음파 검사와 자궁난관 조영술, 자궁경 검사 등이 그것이다. 초음파 검사로는 자궁근종이 자궁강 내에 매달려 있는지 아니면 자궁벽에 있는지를 알 수 있다. 자궁난관 조영술을 통해서는 자궁근종으로 인해 나팔관이 막혀 있는지를 알 수 있고, 자궁내막의 상태는 자궁경 검사로 확인이 가능하다.

따라서 임신이 걱정되는 자궁근종 여성은 일단 자궁근종의 종류와 위치, 크기를 아는 것이 중요하다. 스스로 자신의 증상을 잘 체크해서 기록하는 것도 좋다.

만약 자궁근종이 큰 문제가 되지 않는 상태에서 1년 이상 임신을 시도해도 성공하지 못하는 경우에는 자궁의 환경을 좋아지게 하는 한약을 복용한 후에 임신을 시도해 보는 것도 좋다.

자궁근종과 유산 · 조산

임신 초기에는 자궁내막에 혈액과 영양 공급이 늘어나게 된다. 따라서 자궁내막에 위치한 점막하 근종이라면 임신 초기에 커지는 경향이 있다. 임신 초기가 지나 중기에 접어들면서 형성되는 태반은 많은 양의 에스트로겐을 만들어 낸다. 이때는 자궁근육으로 혈액과 영양이 많이 공급돼 근층내 근종이 커지기 쉽다.

이처럼 갑작스럽게 성장하는 자궁근종의 경우에는 혈액이나 산소의 공급이 부족해지고, 제대로 영양 공급을 받지 못한 조직은 괴사된다.

자궁근종이 변성을 일으키면 심한 통증을 일으킬 수 있지만 길어도 며칠 후에는 사라진다. 월경통과 마찬가지로 핫팩으로 복부를 따뜻하게 해주면 변성으로 인한 통증이 훨씬 덜하다.

다행히 자궁근종의 변성이 있더라도 태아에게 해가 되지는 않는다. 가벼운 자궁 수축이 일어나기도 하지만 유산이나 조기 분만을 해야 하는 경우는 극히 드물다.

하지만 변성이 되지 않더라도 임신 중에 자궁근종의 크기가 3~5배 정도 커지면 태아가 정상적으로 자랄 공간이 부족해질 수 있다. 심각한 경우에는 태아의 폐가 제대로 성장하지 못할 수도 있다.

자궁근종이 자궁의 위쪽에 위치해 있다면 전치태반의 가능성도 있다. 정상적인 경우라면 태반은 자궁경부로부터 가장 먼 자궁의 위쪽에 자리 잡는다. 하지만 태반이 자리 잡아야 할 곳에 근종이 생기면 태반이 엉뚱한 곳에 자리를 잡게 된다. 예를 들어 자궁의 아랫부분이나 경부 근처에 태반이 생기면 질로 통하는 통로를 막게 된다. 이것을 '전치태반'이라고 한다.

자궁근종이 없더라도 전치태반은 200명 중 1명꼴로 일어나는 비교적 흔한 임신 이상에 속한다. 때로는 태반이 스스로 제자리를 찾아 이동하는 경우도 있지만 전치태반이 되면 임신 6개월 전후로 약간의 출혈이 생길 수 있다. 자궁경부는 임신 6개월 정도부터 팽창하기 시작한다. 만일 태반이 경부와 가까운 곳에 있다면 경부가 팽창하면서 태반에 균열이 생겨서 출혈을 일으키게 된다. 과다한 출혈을 할 때는 감염의 가능성이 높아지고 태아에게 적절한 산소공급이 안 돼 성장에 나쁜 영향을 미친다.

전치태반이 의심되는 경우에는 초음파 검사를 통해서 쉽게 태반의 위치를 알 수 있다. 골반검사는 출혈을 더 심하게 만들 수 있으므로 하지

조기분만이란?

임신 37~40주 사이의 분만을 정상이라고 봤을 때 임신 20~36주 사이의 분만이 조기분만에 속한다.

자궁근종이 없더라도 전체 출산 여성의 15% 정도는 조기 분만을 한다. 하지만 자궁근종이 있으면 조기분만의 가능성이 크다. 특히 40대 이후 여성이거나 복부 절개수술 경험이 있는 여성은 가능성이 더 크다.

않는다. 물론 전치태반이 있을 때에는 나머지 임신기간 동안 성관계를 해서도 안 된다. 전치태반이 있으면 사람에 따라서는 나머지 임신기간 내내 누워서만 지내거나 임신 유도 약물을 사용해 조기분만을 하기도 한다.

임신 말기에 이르면 자궁이 태아의 무게와 자궁근종의 무게를 감당하지 못해 태낭막이 파열될 가능성도 있다. 흔하지는 않지만 과거에 자궁근종 제거 수술이나 제왕절개 수술을 받은 경험이 있는 여성이라면 수술 자국이 있는 곳에서 자궁이 파열될 가능성도 있다. 이런 경우에는 통증이 극심하다.

만약 임신 말기까지 자궁근종이 별 문제를 일으키지 않았다면 정상 분만이 가능하다.

자궁수축이 15분 간격 또는 더 빠른 간격으로 일어나거나 월경통과 비슷한 복통, 질 분비물이 증가할 때는 조기분만의 신호가 아닌지 살펴봐야 한다. 보통 24주 정도의 조기분만이면 적절한 처치를 통해 정상적인 분만이 가능하다.

자궁근종 여성은 자연분만이 어렵다?

자궁근종이 있으면 흔히 제왕절개 수술을 통해 분만을 해야 하는 것으로 아는 경우가 많다. 하지만 꼭 그렇지만은 않다. 아무 문제없이 자연분만으로 출산을 하는 경우가 훨씬 더 많다. 과거에 자궁근종을 제거하는 수술을 받은 적이 있다고 해도 꼭 제왕절개 수술로 분만을 해야 하는 것은 아니다.

자궁근종으로 인해서 제왕절개 수술을 고려해야 하는 경우는 흔하지는 않지만 자궁근종이 자궁경부, 즉 질과 바깥으로 이어지는 통로에 생겨 입구를 막는 경우다. 이때는 굳이 자연분만을 고집해서는 안 되고 제왕절개 수술이 필요하다.

자궁근종이 많아도 자궁수축이 제대로 되지 않아서 정상분만이 불가능할 수 있다. 또 자궁근종으로 인해 자궁의 모습에 변형이 생겼다면 태아가 거꾸로 서 있는 정상자세 대신 발을 아래쪽이나 옆으로 놓는 비정상 자세를 취하고 있는 경우도 있다. 이런 경우를 제외하면 얼마든지 자연분만이 가능하다.

여성의 몸을

이해하는

키워드

호르몬

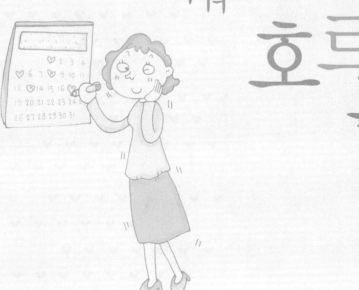

호르몬 불균형에서 문제가 시작된다

　머리에서부터 발끝까지 우리 몸은 눈에 보이지는 않지만 호르몬의 영향을 받는다. 여러 곳에서 분비되는 호르몬과 분비기관, 그리고 호르몬이 담당하는 역할 모두를 '호르몬 시스템' 이라고 했을 때 호르몬 시스템이 원활하게 작용해야 몸과 마음이 건강하다. 또 몸과 마음이 건강해야 호르몬 시스템이 정상적으로 작용할 수 있다.

　호르몬 시스템은 복잡하고 섬세한 신호 체계에 의해 정상적인 작용을 하도록 되어 있다. 하지만 몸과 마음의 건강 둘 중 어느 하나라도 문제가 생길 때는 호르몬 분비 신호가 잘못 전달되거나 아예 전달이 안 되는 경우가 생기게 된다. 예를 들어 잦은 야근으로 몸이 피로하거나 스트레스를 받는 일이 있다고 속상해하면 제대로 분비되어야 할 호르몬이 분비되지 못하거나 제 역할을 수행하지 못한다.

　여성들의 월경주기는 바로 이 복잡한 호르몬 시스템의 영향을 받는다. 그래서 몸과 마음이 건강하고 안정된 상태가 아닐 때는 호르몬 시스템에 크고 작은 문제가 하나씩 생기기 시작하고, 월경주기에도 나쁜 영향을 미치게 되는 것이다.

　호르몬 시스템이 월경주기에 영향을 주어 정상적인 월경이 이루어지지 않는다면 자궁근종뿐만 아니라 자궁내막증 등 다른 여성 질환에 걸릴 가능성이 더욱 커진다. 흔히 월경이나 월경주기를 보고 여성의 건강 상태를 파악하는 것은 이 때문이다.

호르몬, 아는 만큼 여성의 몸이 보인다

여성의 월경주기에 작용하는 에스트로겐이나 프로게스테론 호르몬이 발견되고, 이 호르몬들의 작용이 하나씩 밝혀지기 시작한 것은 1920년대 이후의 일이다. 호르몬의 존재에 대해 알게 된 이후로 현대의학은 여성들의 건강에 도움이 되는 방향으로 활용하기 위해 호르몬의 종류와 작용에 대한 수많은 연구를 거듭하고 있다.

하지만 때로는 기대했던 것과는 다른 결과를 가져오기도 했다. 안전성이 충분히 입증되기도 전에 합성호르몬이 널리 사용돼 오히려 여성들의 건강에 나쁜 영향을 끼치는 것이 그것이다. 예를 들어 폐경을 앞둔 중년 여성들에게 마치 젊음을 돌려주는 '마지막 희망'처럼 이야기하던 여성 호르몬 요법도 시간이 지나면서 유방암이나 뇌졸중, 심장병 발병률을 높인다는 사실이 밝혀지는 등 안전성에 논란이 많다.

여성들은 원하든, 원하지 않든 남성들보다는 각종 호르몬 관련 제품을 많이 이용하게 된다. 피임을 위해 먹는 경구 피임약에서부터 임신 진단 시약, 호르몬 검사를 통한 배란 확인, 폐경증후군으로 인한 증상을 해소하기 위한 여성호르몬 요법 등도 그 중 하나이다. 자연히 호르몬에 대해서 어느 정도 기본적인 상식을 알고 있어야 자신의 몸에 대해서 이해하고, 건강을 관리하는 데 도움이 된다.

부인과 검사를 해도 호르몬에 대한 상식이 없으면 못 알아듣는 부분이 많다. 만약 아기를 갖고 싶은데 생기지 않아 마음고생을 하는 불임 여성이라면 병원에서 '무슨 호르몬에 문제가 있다'는 이야기를 듣는 경우도 흔하다.

또 우연히 초음파를 통해 자궁근종이 발견되었다고 하자. 크기가 작으면 그나마 다행이련만 생각보다 커서 자궁을 아예 들어내는 수술을 받는 것이 좋겠다는 의사의 말을 듣는다면? 실제로 평소에는 집안 살림하느라, 직장에 다니느라 바빠서 병원을 자주 찾지 않다가 정기검진 등으로 오랜만에 병원을 찾았다가 이런 상황에 맞닥뜨리는 여성들이 많이 있다. 갑작스러운 상황이지만 자신의 몸에 대해서 잘 이해하고 있는 여성이라면 좀 더 신중하게 판단을 내릴 수 있다. 에스트로겐이 어떤 경로로 분비되고, 우리 몸에서 어떤 역할을 하는지 그리고 시판되는 합성 에스트로겐과 어떻게 다른지 아는 여성이라면 말이다.

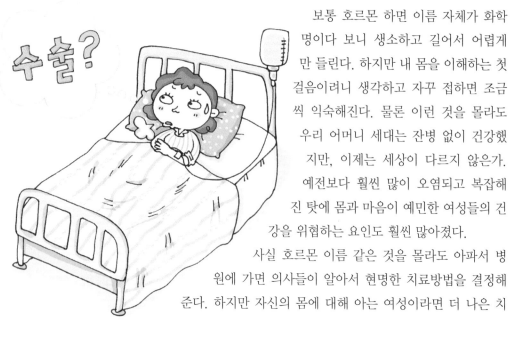

보통 호르몬 하면 이름 자체가 화학 명이다 보니 생소하고 길어서 어렵게만 들린다. 하지만 내 몸을 이해하는 첫 걸음이려니 생각하고 자꾸 접하면 조금씩 익숙해진다. 물론 이런 것을 몰라도 우리 어머니 세대는 잔병 없이 건강했지만, 이제는 세상이 다르지 않은가. 예전보다 훨씬 많이 오염되고 복잡해진 탓에 몸과 마음이 예민한 여성들의 건강을 위협하는 요인도 훨씬 많아졌다.

사실 호르몬 이름 같은 것을 몰라도 아파서 병원에 가면 의사들이 알아서 현명한 치료방법을 결정해준다. 하지만 자신의 몸에 대해 아는 여성이라면 더 나은 치료방법을 찾거나 같은 치료를 받더라도 부작용 등을 고려해 신중하게 선택할 수 있다. 좀 더 건강해지고 싶은 여성이라면 오늘부터 호르몬 이름부터 한번 외워볼 일이다.

호르몬이 수행하는 비밀임무

호르몬은 쉽게 말하자면 어떤 임무를 수행하기 위해서 만들어지는 아주 작은 물질이다. 호르몬이 맡은 임무는 우리 몸의 구석구석에 이르기까지 그 영향력을 행사한다. 사실상 우리 몸이 활동을 하는 데 원동력이 되는 물질인 셈이다.

호르몬의 임무는 일단 목표 세포로 이동해서 거기에 결합하는 것이다. 이때 아무 세포에나 결합하지는 않는다. 모든 자물쇠에는 거기에 맞는 열쇠가 있는 것처럼 자신의 문을 열어줄 호르몬을 기다리고 있는 특정 세포와 결합을 한다. 일단 호르몬이 세포와 결합하는 데 성공하게 되면 이 결합체에서는 제3의 신호물질이 만들어지고 이 신호를 통해 또다른 작용이 이루어진다.

이동

호르몬의 이동 수단은 혈액이다. 혈액 안에 포함돼서 이동할 만큼 크기가 작다. 혈액 안에 몸을 싣고 동맥이나 모세혈관, 정맥을 타고 목적지까지의 긴 여행을 시작한 호르몬은 목표 지점에 다다르면 모세혈관의 미세한 구멍이 있는 부분, 즉 혈관벽을 통해 혈관을 떠나게 된다. 그리고 마침내 자신의 목표 지점인 세포에 도착한다.

결합

호르몬이 세포에 들어가기 위해서는 영화에서 보면 첩보원들이 암호를 이용해서 같은 편인지를 알아내는 것처럼 서로간의 암호를 확인하는 과정을 거친다. 호르몬이 가진 열쇠에 딱 맞는 자물쇠를 가진 세포에만 들어갈 수 있는 것이다.

마치 이중 잠금장치라고나 할까. 호르몬과 세포의 결합은 2단계의 확인과정을 거쳐 이루어진다. 첫 번째 단계는 세포의 외부막에 진입하는 단계. 모든 세포에는 세포를 둘러싸고 있는 막이 있다. 이 막에 호르몬이 들어갈 수 있는 특정 부위인 '수용체'가 있는데, 마치 자물쇠의 역할과 비슷한 역할을 한다. 적합하지 않은 호르몬이 못 들어오게 막는 것이다.

1차 단계의 열쇠와 자물쇠가 딱 맞아서 호르몬이 세포 안으로 들어가고 나면, 그 다음에는 세포의 핵으로 진입하기 위해 다시 한 번 자물쇠를 열어야 한다. 세포의 외부막을 보호하기 위한 막이 있듯이 세포의 핵을 보호하기 위한 막이 있기 때문이다. 핵막에도 역시 수용체가 있는데, 여기에 호르몬이 꼭 맞아야만 완벽한 결합이 이루어진다.

그렇다면 호르몬과 세포가 이런 과정을 통해 만들어낸 제3의 물질은 우리 몸에서 어떤 역할을 할까.

뼈세포의 경우에는 프로게스테론과 에스트로겐의 수용체가 모두 있다. 프로게스테론 호르몬이 이동, 결합의 과정을 거쳐 뼈세포와 결합하게 되면 이 결합체는 제3의 단백질 전달 물질을 만들어 낸다. 이 단백질 전달 물질은 뼈를 만들어 내는 조골세포를 자극해 새로운 뼈를 만들도록 유도하게 된다. 한편 에스트로겐 호르몬이 뼈세포의 에스트로겐 수용체에 결합하면 파골세포를 자극해서 망가지거나 손상된 뼈세포를 없애도록 만든다. 이런 과정을 통해서 우리 몸은 끊임없이 생성과 파괴를 반복하며 삶을 유지하고 있다.

여성의 호르몬 시스템

시상하부

뇌의 중심부에 있는 시상하부는 호르몬 시스템에 있어서 가장 첫 신호를 보내는 곳이다. 뇌의 명령을 받아서 뇌하수체로 신호를 보낸다.

뇌하수체

시상하부 아래쪽에 위치해 있으며, 호르몬 시스템에 있어서 가장 중요한 역할을 하는 부분이다. 시상하부의 명령을 전달받아 우리 몸의 주요 호르몬 분비 기관인 난소, 부신선, 갑상선 등으로 다시 신호를 보낸다. 이때 각각의 기관에 보내는 신호 호르몬은 모두 다르다. 난소에는 난포 자극 호르몬FSH과 황체화 호르몬LH을, 부신에는 부신피질 자극 호르몬ACTH을, 갑상선에는 갑상선 자극 호르몬TSH을 보낸다. 물론 이 신호를 받고 각각의 기관에서 만들어 내는 호르몬도 다르다.

뇌하수체가 보내는 신호 호르몬의 지시에 따라서 난소와 부신, 갑상선은 각자 맡은 역할대로 호르몬을 만들어 낸다. 이 호르몬들은 역할에 따라서 이동하거나 세포와 결합해 몸 안에서 일어나는 새로운 세포의 생성, 그리고 손상된 세포의 파괴 작업을 담당하게 된다.

뇌하수체의 영향으로 난소와 부신, 갑상선에서 만들어지는 호르몬은 여성들의 전반적인 건강은 물론 월경주기, 생식기 건강상태 등에 매우 중대한 역할을 한다. 왜냐하면 이 호르몬들이야말로 에스트로겐과 프로 게스테론의 균형을 이루게도, 또는 반대로 깨뜨리기도 하는 장본인이기 때문이다.

월경주기에 따른 호르몬의 변화

초경 이후 호르몬 시스템이 완전히 자리 잡는 데는 약 6~7년이라는 오랜 시간이 걸린다. 이 기간에는 월경주기가 불규칙하고 예측이 불가능하다. 호르몬이 한꺼번에 많이 분비되는가 하면 반대로 부족해져 아예 바닥이 나기도 한다. 차츰 호르몬 시스템이 안정되면서 여성의 월경주기도 순조로워진다.

사실 남녀를 모두 통틀어 여성의 생식기만큼 호르몬의 영향에 따라 큰 변화를 겪는 기관도 없다. 월경주기의 시작과 끝에 이르는 전 단계에서 호르몬 시스템의 영향에 따라 적절한 신호 전달이 이루어질 때라야 정상적인 월경과 배란, 그리고 호르몬 분비가 이루어지게 된다. 만약 어느 한 단계에서라도 이상이 생기면 정상적인 월경과 배란이 이루어지지 못한다.

그렇다면 정상적인 월경주기는 어떤 과정을 거치는 것일까. 그 과정을 하나씩 차근차근 알아보자.

월경주기의 첫 날은 바로 월경을 시작하는 날이다. 그 날부터 다음 월경을 시작하는 날까지 계산하면 자신의 월경주기가 나온다. 예를 들어 오늘 월경을 시작한 다음 오늘로부터 28일째에 다시 월경을 한다면 월경주기는 28일이 되는 것이다.

성선자극 호르몬 분비 호르몬이란?

'gonado'는 '성호르몬을 분비하는 기관'을, 'tropin'은 '-로 가는'이라는 뜻이다. 따라서 'Gonadotropin'(고나도트로핀) 하면 여성의 난소, 남성의 정소처럼 성호르몬을 분비하는 기관으로 가는 호르몬이라는 의미가 된다. Gonadotropin을 생산하기 위해서 신호를 보내는 것이 바로 Gonadotropin Releasing Hormone으로, 줄여서 GnRH라고도 한다.

　월경주기 첫 날에는 에스트로겐의 수치가 바닥임을 감지한 시상하부에서 성선자극 호르몬 분비 호르몬Gonadotropin Releasing Hormone ; GnRH 을 뇌하수체에 보내 난소를 자극하도록 만든다.

　GnRH의 신호를 받은 뇌하수체는 2가지 호르몬, 즉 난소에 있는 난포를 자극하기 위한 난포자극 호르몬Follicle Stimulation Hormones ; FSH과 황체화 호르몬 Luteinizing Hormone ; LH 을 분비한다.

　이 중 난포자극 호르몬은 혈관을 타고 이동해서 목적지인 난소에 도달, 난소 내의 난포들을 자극해서 성장하도록 재촉한다. 난소 안의 수많은 난포 중에서 8~10개 정도의 난포는 난자 주위에 있는 콜레스테롤이 가득한 액체를 흡수하면서 부풀어 오르기 시작한다. 일단 흡수가 되면 콜레스테롤은 스테로이드, 즉 성호르몬으로 전환되는데 대부분은 에스트로겐 성분이다.

　흘러들어간 에스트로겐은 난포 근처의 혈관을 타고 혈액에 포함돼 온몸 곳곳으로 전달된다. 이 과정에서 에스트로겐이 자궁에 도착하면 자궁내막이 성장하기 시작한다. 월경주기의 처음 2주 동안에는 에스트로겐이 새로운 자궁내막이 형성되도록 신호를 보낸다. 월경주기 중반에 이르면 자궁의 내막은 평소에 비해 거의 3배 정도 두터워지고 공급되는 혈액의 양도 크게 늘어난다.

　이처럼 자궁내막 세포들이 월경주기에 따라 겪는 변화가 뚜렷하다 보니 현미경으로 자궁내막 세포의 모양과 크기를 관찰하면 월경주기 며칠째인지를 정확하게 알 수 있다.

월경주기 전반기를 주도하는 에스트로겐

　흔히 여성 호르몬의 대명사로 알려진 에스트로겐은 사실 어느 한 가지를 가리키는 것이 아니다. 지금까지 밝혀진 에스트로겐의 종류만 해

TIP

난자를 담고 있는 주머니, 난포
여성의 양쪽 난소에 들어 있는 수많은 난포는 말 그대로 '난자를 담고 있는 주머니'란 뜻이다.
난포 하나 하나에는 한 개의 난자가 가운데에 있고, 난자를 둘러싼 채 호르몬을 분비하는 많은 세포들이 있다. 이 세포에서 에스트로겐과 여러 가지 성호르몬을 만들어 내는데, 난포가 성장하면서 성호르몬의 분비량도 많아진다. 참고로 여자 신생아의 난소에는 약 50만 개 정도의 미성숙 난자인 제1 난모세포가 들어 있다고 한다. 하지만 초경 후 폐경까지의 시기를 만약 35년 정도로 보면 여성이 평생 동안 사용하는 난자의 개수는 300~500개에 불과하다.

도 약 20가지 정도로 많다. 그 중에서도 중요한 에스트로겐으로는 다음의 3가지가 있다.

에스트론(E1) 폐경기 이후에 가장 중요한 에스트로겐이다. 에스트라디올과 거의 비슷한 작용을 하고, 서로 전환되기도 한다.
난소의 활동이 현격하게 줄어드는 폐경 이후에 지방세포로부터 만들어지는 에스트론은 폐경 이후의 갱년기 증상을 완화시켜 주는 효과가 있다. 하지만 지방 과다로 에스트론이 너무 많이 만들어지면 유방암에 걸릴 위험이 커지는 것으로 알려져 있다.

에스트라디올(E2) 가장 강력한 작용을 하는 에스트로겐으로, 특히 임신을 할 수 있는 가임기에 중요하다. 가임기는 초경이 시작된 이후 폐경 전까지를 포함한 시기이므로 사실 여성의 인생 대부분에 영향을 미친다.

에스트리올(E3) 임신 중에 최고로 높아지는 호르몬이다. 에스트론이나 에스트라디올보다는 작용이 약하다.

월경주기마다 에스트로겐 수치가 일정 수준까지 올라갔다 다시 내려가는 과정이 2회 반복된다. 3가지 에스트로겐 호르몬이 함께 협력해 낮은 수치에서 월경주기를 시작했다가 배란이 될 때까지 서서히 올린다. 일단 배란이 되면 수치는 처음 수준으로 다시 낮아진다. 낮아진 수치는 서서히 오르기 시작해 다음 생리가 시작되기 7일 전에는 에스트로겐 수치가 두 번째 정점에 이른다. 이후로는 생리가 시작되기 일주일 동안 에스트로겐 수치가 낮아진다.

에스트로겐 수치의 변화는 알게 모르게 여성들의 기분상태에도 많은 영향을 미친다. 에스트로겐 수치가 올라갈 때는 기분이 좋아졌다가 내려가면 왠지 축축 처지는 느낌이 들게 된다.

이처럼 에스트로겐은 여성의 건강에 중요한 역할을 하고 있다. 정상적인 월경주기에 따라 임신이 가능하도록 자궁내막을 두텁게 만들고, 배란 이후에는 정자가 잘 통과할 수 있도록 질의 점막을 촉촉하게 만드는 등의 역할이 그것이다.

뿐만 아니라 뼈를 튼튼하게 해주고 뇌혈관 등 우리 몸의 혈관을 건강하게 만드는 데도 에스트로겐이 도움을 준다. 음식물을 대사시켜서 에너지로 전환시키는 일을 담당하는가 하면 스트레스에 보다 잘 견딜 수 있도록 하는 데도 관여한다.

하지만 에스트로겐이 여성들의 건강에 많은 영향을 미친다고 해서 에스트로겐 하면 마치 만병통치약처럼 부풀려진 면도 있다. 에스트로겐이 부족하다고 호르몬제 등으로 인위적으로 보충하면 우리 몸 스스로 호르몬 분비를 조절하는 능력이 저하될 수 있다. 필요한 만큼만 분비돼 제 기능을 다하는 상태가 가장 최선이다.

월경주기 중반기를 주도하는 황체화 호르몬

월경주기의 중반기에는 뇌하수체가 황체화 호르몬을 생산한다. 이 호르몬의 신호로 인해 여러 개의 난포 중에서 배란될 한 개의 난포가 선택되면 다른 난포들은 잠잠해진다. 선택된 난포가 성숙하면 난자가 난포막을 뚫고 나와 난소 밖으로 탈출하고, 이때 나팔관의 끝에 달려 있는 난관채가 저절로 움직여서 난소를 끌어당긴다.

난관채가 어떻게 난자가 나오는지를 미리 알고 붙잡는 것일까. 현대의학이 발달한 지금도 신비하기 짝이 없는 일 중의 하나다. 더욱이 한쪽

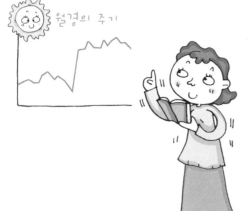

월경의 주기

나팔관을 잘라낸 여성의 경우에는 나팔관이 없는 쪽의 난소에서 난자가 배출되면 반대편의 나팔관이 손을 길게 뻗어서 난자를 끌어당기니 인체의 오묘한 섭리에 다시금 놀라게 된다.

한편 난자가 빠져 나간 자리의 난포는 빈 주머니에서 다시 변화를 겪는다. 이 난포는 분화하고 부풀어 오르면서 누르스름해진다. 색이 노랗기 때문에 '황체' 라고 하는데, 황체는 에스트로겐과 프로게스테론을 분비한다.

배란이 된 지 7일 후에는 황체가 커져서 난소의 약 절반 정도를 차지하고, 수천 개의 나머지 난포들은 부풀어 오르는 난소의 한쪽 구석으로 몰리게 된다. 이때 프로게스테론 수치가 최고로 올라간다. 수정과 임신이 이루어지지 않으면 황체는 세포가 죽으면서 원래 크기로 줄어들면서 퇴화된다. 따라서 프로게스테론과 에스트로겐의 혈중 수치도 줄어든다. 황체 퇴화는 난소가 다시 정상 크기를 되찾으면서 다음 월경이 시작될 때까지 계속된다.

난포의 성장은 월경주기에서 배란 전에는 에스트로겐을 생산하고, 배란 후에 황체를 형성한 다음에는 에스트로겐과 프로게스테론을 만들어내는 주요 생산원이다.

월경주기 후반기를 주도하는 프로게스테론

난소에서 분비되는 성호르몬인 프로게스테론은 월경주기마다 한 번의 정점을 갖는다. 배란 후에 증가하기 시작해서 다음 월경이 시작되기 1주일 전에 최고점에 도달하는 것이다. 이 시기는 에스트로겐이 두 번째로 많이 분비되는 때와 일치한다.

임신이 성립되고 유지되는 데에 중요한 호르몬이 프로게스테론이다. 월경주기 초반부터 중반기에 에스트로겐이 자궁내막을 성장시키느라 열심히 활동을 했다면, 프로게스테론은 이 성장을 멈추고 대신 수정란이 자궁내막에 착상해서 성장하기에 알맞은 환경을 만드는 역할을 한다.

임신이 되지 않으면 황체에서는 2주간만 프로게스테론을 분비하고, 만약 임신이 되면 12주 동안 계속 분비된다. 그 후에는 태반이 만들어져서 많은 프로게스테론을 생산해 임신이 유지된다.

프로게스테론도 에스트로겐처럼 여성들의 기분에 영향을 미친다. 프로게스테론이 상승하면 기분 좋은 졸음이 오면서 마취제와 비슷한 작용을 한다. 하지만 프로게스테론 수치가 떨어지면 우울증이 생기기 쉽다.

이외에도 프로게스테론이나 에스트로겐 같은 성호르몬은 피부 조직이나 골밀도, 성능력, 심혈관계 등에도 영향을 미치는 것으로 알려져 있다. 우리 몸의 전반적인 상태를 건강하게 유지하는 데 중요한 역할을 하는 것이다. 에스트로겐과 프로게스테론은 서로 영향을 미치므로 둘이 조화를 이룬 상태가 건강한 상태이다. 여성의 경우 대부분의 에스트로겐과 프로게스테론이 난소에서 분비되지만 부신에서도 적은 양이 생산된다.

여성의 몸에서 분비되는 남성호르몬

흔히 남성호르몬을 '안드로겐'이라고 부르는데, 남성호르몬 하면 보통 남성에게만 있는 것으로 오해하기 쉽다. 하지만 안드로겐은 남성에게만 있는 것은 아니다. 남성의 생식기를 만들고 흔히 외형이나 성격,

모습 등 남성적이라고 여기는 특성과 관련이 있기 때문에 남성호르몬이라고 부를 뿐이다. 안드로겐이 많을수록 근력이나 에너지가 넘치고 성욕이 높아지는 것으로 알려져 있다.

여성이라고 안드로겐이 아예 없는 것은 아니다. 다만 그 양이 남성에 비해서 4분의 1 정도로 적다. 많은 안드로겐이 에스트로겐이나 프로게스테론 같은 여성호르몬으로 전환되기 때문이다. 에스트로겐의 하나인 에스트론도 지방세포에서 '안드로스테네디온'으로부터 전환돼 만들어진다. 안드로스테네디온도 안드로겐의 한 종류이다.

에스트로겐과 마찬가지로 안드로겐도 한 가지 호르몬을 가리키는 이름이 아니라 남성적인 특징에 관여하는 여러 가지 호르몬을 포함하는 용어다. 가장 대표적인 안드로겐의 종류는 바로 테스토스테론이다.

여성의 경우 난소에서 테스토스테론과 그보다 약한 안드로스테네디온을 포함한 다양한 안드로겐을 생산하고 있다. 폐경 이전의 성인 여성이라면 난소와 부신에서 반씩 생산하고, 50~55세가 되면 부신에서의 안드로스테네디온 분비가 35~40% 가까이 감소하는 것으로 보고돼 있다. 다행히 부신에서의 분비량이 줄어들더라도 난소에서 이것을 보충한다. 난소가 노화되는 과정에서 난포 조직이 적어지고 기질층이 늘어나는데, 바로 이 기질층에서 안드로스테네디온 분비를 맡고 있기 때문이다.

테스토스테론은 적절한 성욕을 유지하는 데도 중요한 호르몬이다. 테스토스테론의 양이 적어지면 성욕이 감소할 뿐만 아니라 성적 반응도 약해지고 클리토리스가 둔감해지거나 위축되며 오르가슴 장애를 겪게 된다. 그래서 자궁과 난소 모두를 제거하는 수술을 받거나 난소만 제거한 여성들은 흔히 에스트로겐 결핍만을 걱정하지만 테스토스테론 결핍으로 수술 후에 성욕이 크게 줄어들었다고 호소하는 경우가 많다. 난소를 제거하면 난소에서 만들어지는 2분의 1 정도의 테스토스테론이 없어지기 때문이다.

물론 난소가 제거되어도 부신에서 테스토스테론이 충분히 만들어지는 여성도 있고, 테스토스테론이 낮아도 별 증상을 느끼지 않는 경우도 있다.

자궁에서도 호르몬이 분비된다

자궁근종의 크기가 크거나 과다출혈 등의 증상으로 자궁적출 수술을 권유받은 여성들은 혼란스럽기만 하다. 마음 속에서는 '꼭 수술을 해야만 하나?' 싶어 주저하다가도 '임신과 출산을 이미 끝마친 여성이라면 별다른 기능을 하지 않는 만큼 자궁이 없어도 큰 문제가 없다'거나 '여성들의 건강에 중요한 각종 호르몬을 분비하는 난소만 보존하면 된다'는 이야기를 듣고 나면 고민 끝에 수술을 결정한다.

하지만 자궁에서도 호르몬이 분비된다는 사실을 알아야 한다. 또한 자궁은 호르몬을 분비하는 난소 같은 다른 기관에 자극을 주어 다른 호르몬에 영향을 미친다. 따라서 자궁을 적출하고 나면 우리 몸의 호르몬 시스템에도 당연히 영향이 있다.

예를 들어 호르몬을 분비하는 곳은 난소이지만, 실제로 자궁적출 수술을 받은 여성의 50% 정도는 난소에서 호르몬이 분비되지 않는 상황이 발생한다. 수술한 지 3일 이내에 난소에서 에스트로겐과 프로게스테론, 안드로스테네디온, 테스토스테론 등의 호르몬 부족이 생겨 일시적으로 혹은 영구적으로 일어나게 된다. 따라서 난소를 보존하고 자궁만 적출한다고 해도 난소의 호르몬 분비에 심각한 타격을 줄 가능성이 크다.

자궁에서는 어떤 호르몬이 분비될까. 자궁은 자궁근육과 자궁내막으로 이루어져 있는데, 자궁내막에서는 베타 엔돌핀 같은 호르몬을 직접 분비한다. 엔돌핀endorphin은 '내분비의endogenous'라는 뜻을 가진 단어와 모르핀morphine을 합친 용어로, 우리 몸에서 저절로 분비되는 마약이라는 의미다. 엔돌핀은 행복한 느낌을 갖게 하는 호르몬으로 알려져 있다.

뿐만 아니라 자궁은 성생활에도 영향을 미친다. 자궁에서 윤활제를 분비해 더욱 원활한 성관계를 할 수 있도록 도와주고, 오르가슴을 느끼게 되면 자궁이 강하게 수축해 쾌감을 안겨준다.

참고로 자궁의 수축은 자율신경과 내분비 시스템에 의해서 통제가 이루어진다. 그런데 이런 수축 작용은 여성의 월경주기 중 어느 시기인지에 따라서, 즉 어떤 호르몬이 지배적인 영향을 미치느냐에 따라서 다르게 일어난다. 예를 들어 에스트로겐이 지배적인 기간이라면 자궁 전체의 근육이 탄탄한 공처럼 동시에 수축을 한다. 반면 프로게스테론 수치가 높을 때에는 자궁의 수축은 여러 부분에서 따로따로 이루어진다. 이런 이유로 여성은 호르몬 주기에 따라 오르가슴의 느낌이 다를 수 있다.

월경주기 중 에스트로겐이 지배적인 시기는 배란 전, 즉 월경을 시작한 지 7~14일째가 되는 시기이고, 프로게스테론이 지배적인 시기는 월경주기의 15~22일 무렵이다. 물론 사람마다 조금씩 개인차가 있기 마련이다.

자궁의 끝부분인 자궁경부 역시 성적인 쾌감을 주는 부분이다. 자궁경부는 자궁체부가 가진 근육의 약 20%만 가지고 있는 대신 자극을 받으면 뇌와 척추에 전기 자극을 송출하는 감각 신경을 가지고 있다. 따라서 성관계를 할 때 남성의 성기에 의해 자궁경부가 자극을 받으면 강한 쾌감을 느끼게 된다.

부득이하게 자궁적출 수술을 해야 한다는 이야기를 들었다면, 자궁에

서 분비되는 호르몬이 없을 때 전체 호르몬 시스템에 어떤 영향을 미칠
지, 자궁이 우리 몸에서 얼마나 소중한 곳인지 다시 한 번 생각해야 한다.

규칙적인 성생활이 호르몬 분비에 좋다

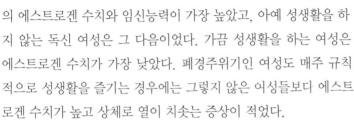

성생활과 호르몬 분비에 관한 재미있는 연구 결과가 있다. 20대 초반
에서 40대 후반까지의 여성을 대상으로 한 연구였는데, 규칙적으로 성
생활을 한 여성은 호르몬의 균형을 유지해 임신 가능성이 높고, 월경주
기도 안정적인 것으로 드러났다. 설사 임신을 원하지 않는 경우라고 하
더라도 그만큼 호르몬 시스템이 원활하게 작동하고 있다는 의미가 된다.

중요한 것은 성생활을 규칙적으로 한다는
점이다. 한 주도 거르지 않고 규칙적으로 성
생활을 하면 호르몬 분비와 임신 가능성을
높이는 데 도움이 됐다. 하지만 성생활을 할
때는 많이 하다가 안 할 때는 아예 안 하는
것은 내분비에 부정적인 영향을 미치는 것
으로 나타났다. 규칙적인 성생활을 하는 여성

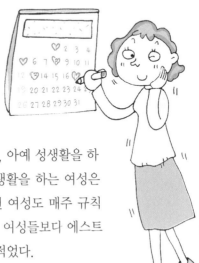

의 에스트로겐 수치와 임신능력이 가장 높았고, 아예 성생활을 하
지 않는 독신 여성은 그 다음이었다. 가끔 성생활을 하는 여성은
에스트로겐 수치가 가장 낮았다. 폐경주위기인 여성도 매주 규칙
적으로 성생활을 즐기는 경우에는 그렇지 않은 여성들보다 에스트
로겐 수치가 높고 상체로 열이 치솟는 증상이 적었다.

이 연구를 통해서 확실하게 알 수 있는 것은 호르몬 시스템이 외

부의 영향을 받는다는 점이다. 성호르몬은 성행위에 반응한다. 테스토스테론은 성욕을 자극하고, 이에 대응해 성생활이 규칙적으로 이루어지면 에스트로겐이 잘 분비된다. 원만한 성생활이 여성의 내분비 체계를 강화하거나 반대로 방해하는 요소가 될 수 있는 것이다.

참고로 이 실험에서 성생활의 범위가 실제 삽입을 하느냐, 아니면 상대가 있는 상태에서 단지 성기를 애무하는 데서 그치느냐에 상관없이 규칙적으로 했을 때는 똑같은 효과가 있었다. 하지만 자위행위는 호르몬 수치에 변화를 가져오거나 임신능력에 변화를 주지는 않았다.

중년 이후에 자궁근종이 잘 생기는 이유

35세 정도가 되면 에스트로겐과 프로게스테론의 분비 양상이 크게 달라지기 시작한다. 월경이 거의 끝나는 시기에 뇌는 난소에 난포자극 호르몬이라는 신호를 보낸다. 이 신호를 받으면 난소는 에스트로겐을 분비하고 새로운 난자를 키워서 배란시키게 된다.

그런데 나이가 들면 난소는 전보다 더 많은 자극을 필요로 한다. 이에 따라 뇌는 더 많은 난포자극 호르몬을 분비하고, 난소도 더 많은 에스트로겐을 분비한다. 자궁근종을 발견하는 연령대가 대부분 30대 후반~40대라는 사실이 이런 사실과 관련이 깊다. 자궁의 근육조직은 다른 근육조직보다 에스트로겐의 자극에 민감해서 자궁근종이 빠른 속도로 커질 수 있다.

일단 배란이 된 후에는 에스트로겐 수치가 월경주기를 반복할수록 점점 낮아진다. 에스트로겐 수치의 최고점과 최저점의 차이가 더 커지는 것이다. 더욱이 에스트로겐의 분비량이 많아지는 시기에는 프로게스테론의 분비량마저 줄어든다. 에스트로겐과 균형을 이루어야 할 프로게스테론이 줄어들면 에스트로겐의 영향력이 더 강해지게 된다.

40대에 이르면 황체는 기능이 쇠퇴하게 된다. 아예 황체 형성을 하지 못하거나 형성을 하더라도 호르몬을 만들어내지 못하는 것이다. 황체가 제 역할을 수행하지 못하면 에스트로겐과 프로게스테론 수치는 월경주기 후반기에 급격하게 감소한다.

마지막 월경이 보통 49~50세에 일어난다고 볼 때 폐경이 되기 전의 10년을 폐경주위기라고 한다. 에스트로겐 분비가 많아지는 호르몬 분비 시스템 변화와 함께 월경기간 동안 출혈하는 양상도 변화가 많다. 월경의 양이 적어지는 여성이 있는가 하면 어떤 사람은 많아지기도 한다. 또 같은 여성이라도 어떤 달은 월경량이 아주 많았다가 어떤 달은 아주 적어지는 경우도 흔하다.

폐경주위기를 알려주는 가장 흔한 증상은 얼굴이나 상체로 열이 치솟는 상열감이나 피로, 두통 등의 신체 증상과 감정의 변화이다. 이 중 상열감은 에스트로겐 수치가 내려가는 데 따른 뇌의 반응이다. 마치 몸의 자동 온도조절 장치에 큰 혼란이 생긴 것처럼 열이 치솟는 것이다. 폐경 이전 여성 3명 중 2명이 상열감을 겪는데, 폐경 후에 에스트로겐 수치가 낮은 수준으로 지속되면 이런 증상이 점점 줄어들다가 사라진다.

이런 증상들은 여성의 건강에 중요한 의미가 있다. 에스트로겐과 프로게스테론 수치의 감소를 알려주는 것으로, 결과적으로 뼈의 대사나 심혈관계의 건강, 성생활에서도 전보다는 더 주의를 기울여야 한다. 모든 여성들이 폐경주위기에 뚜렷한 증상을 호소하는 것은 아니다. 20% 정도의 여성들은 별다른 변화를 느끼지 못한다. 하지만 그렇더라도 몸 안에서는 어느 정도 변화가 서서히 일어나고 있다.

너무 날씬해도, 뚱뚱해도 탈

　호르몬 시스템이 지극히 섬세하고 복잡한 일련의 연쇄작용으로 이루어지다 보니 정상적으로 운행되는 것이 오히려 신기할 정도이다. 흔히 별 것 아닌 것처럼 생각하는 작은 자극도 호르몬 분비에 영향을 미칠 수 있다. 이것이 오랜 기간 지속되면 질병의 원인이 된다.

　적당한 양으로 분비된 호르몬이 자신을 필요로 하는 세포를 찾아간 다음 세포막에 있는 수용체에 결합하고, 그 결합체에서 제3의 물질을 만들어내는 과정을 방해하는 요인은 생각보다 많다.

　우선 호르몬 분비의 첫 신호가 시작되는 시상하부는 스트레스에 약하다. 정신적인 스트레스가 심한 경우 시상하부에서는 스트레스에 대처하기 위한 호르몬을 집중적으로 분비하느라 뇌하수체를 자극해서 정상적인 월경을 만드는 성호르몬 자극 호르몬을 분비하지 못한다. 이때는 월경주기가 바뀌게 된다. 여성들이 시험이나 승진 등 긴장되는 일을 앞두고 무월경을 경험하는 것도 이런 이유에서다. 아기가 안 생겨 시댁 눈치 보랴, 남편 눈치 보랴 마음고생을 하는 불임 여성들이 신경을 쓸수록 호르몬 불균형이 심해지는 것도 마찬가지다.

　젊은 여성들은 지나친 다이어트로 월경주기가 변하는 경우도 많다. 정상적인 월경을 하기 위해서는 어느 정도의 체지방을 유지해야 한다. 만약 정상 체중보다 10~15% 정도 저체중인 여성이라면 무월경이 될 가능성이 있다. 한 연구에 의하면 월경주기를 건너뛴 여성 170명을 조사한 결과, 25% 정도는 직전에 체중저하를 경험한 것으로 나타나기도 했다.

　반대로 체지방이 너무 많아도 월경주기에 이상을 가져올 수 있다. 지방세포가 부신에서 만들어지는 호르몬의 화학적인 구조를 에스트로겐 형태로 바꾸기 때문이다. 비만 여성은 지방세포가 많아 더 많은 에스트로겐을 만들게 된다. 월경주기의 후반기에 이르면 난소는 에스트로겐을 많이 만들어내지 않고, 에스트로겐 수치가 떨어지는 것을 신호로 뇌에서는 새로운 월경주기를 준비한다. 하지만 비만인 여성은 지방세포에서 계속 만들어내는 에스트로겐으로 인해 에스트로겐 수치가 내려가지 않아 새로운 월경주기가 시작되지 않는 경우가 많다.

호르몬은 잘 분비되지만 세포가 건강하지 못해서 결합을 하지 못하는 경우도 있다. 예를 들어 건강을 해치는 식생활을 오랜 기간 지속하거나 운동 부족, 과로 등으로 세포를 감싸주는 세포막이 손상되면 정상적인 수용체가 존재하지 않는다. 따라서 호르몬이 분비되더라도 세포의 수용체에 결합을 하지 못한다.

호르몬과 비슷한 작용을 하는 환경호르몬이나 합성 호르몬이 많아도 안 된다. 우리 몸에서 분비된 호르몬이 갈 곳이 없어지고 세포의 수용체에는 가짜 호르몬이 결합해 엉뚱한 반응을 일으키는 등 나쁜 영향을 주기 때문이다.

이처럼 여러 가지 원인으로 호르몬 체계에 문제가 생겼을 때는 어떻게 하는 것이 좋을까. 전반적인 건강상태를 개선시켜서 자연스럽게 회복되도록 하는 것이 가장 좋다. 우리 몸에는 스스로 회복하려는 능력이 있다. 손쉽고 간편하게 특정 호르몬만 보충해주는 방법을 쓰면 우리 몸은 당연히 자신이 해야 할 임무에 게을러진다. 갑자기 자궁근종처럼 호르몬의 불균형 상태와 관련이 깊은 질병이 찾아오면 손쉬운 방법을 따르기보다는 과연 내 몸의 호르몬 체계를 무너뜨리는 원인이 무엇인지, 어떻게 균형을 회복할 것인지부터 고민해야 한다.

Part Five

03

양방 치료는 어떻게 이루어지나

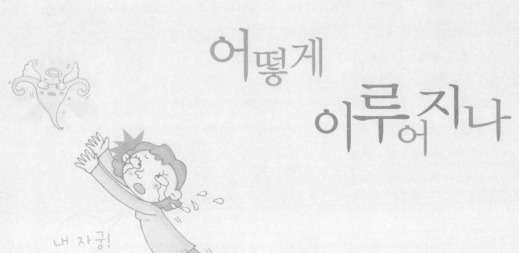

내 자궁!

자궁근종을 진단하는 여러 가지 검사

어느 정도 크기가 커지기 전까지는 자궁근종이 있어도 뚜렷한 증상이 없는 여성들이 많다. 그렇다 보니 정기 검진을 받거나 다른 데가 아파서 산부인과 검사를 받는 중에 자궁근종을 발견하게 된다. 복부 초음파를 통해서 쉽게 자궁근종 여부를 확인할 수 있다. 이때 자궁근종의 수나 위치는 물론 자궁근종이 석회화 변성을 일으켰는지 등의 여부도 추측할 수 있다. 만약 의사의 판단에 따라 필요하다면 CT나 MRI 같은 정밀검사를 하기도 한다.

병원을 찾은 여성이 호소하는 증상으로 자궁근종이 의심되는 경우에 양방에서는 우선 질이나 자궁경부의 세균 감염 여부를 알아보기 위한 질경진과 세포진 검사, 의사가 손으로 혹이나 다른 형태적인 이상이 없는지를 알아보는 내진, 복부 초음파 검사, 질 초음파 검사 등을 기본적으로 실시한다.

그런 다음 필요하다면 CT나 MRI 검사, 자궁난관 조영술, 자궁경, 복강경, 자궁경부확장 소파술 등의 정밀 검사를 실시할 수도 있다. 이 중 자궁경이나 복강경, 자궁경부확장 소파술은 검사를 하면서 치료까지 가능한 방법이다.

세포진 검사

자궁 경부나 질의 상부에서 세포를 조금 긁어내서 검사하는 방법이 세포진 검사Pap test다. 채취가 간단하고 통증이 없지만 자궁 전체가 아니라 자궁경부의 이상이나 암만 확인이 가능하다. 따라서 세포진 검사에서 이상이 없다고 해서 자궁근종이나 다른 질환이 전혀 없는 것으로 안심할 수는 없다.

자궁난관 조영술

자궁난관 조영술은 방사선 조영물질을 자궁경관을 통해 주입한 다음 자궁, 난관을 촬영하는 방법이다. 자궁의 형태가 정상인지, 난관이 막혀 있는지 등을 확인할 수 있다. 검사는 월경 후 배란 전에 시행하는데, 검사를 하기 전에 임신을 한 상태가 아닌지 확인해야 한다. 이미 임신이 되었다면 이 검사로 인해서 수정란이나 태아에 해가 될 수 있기 때문이다.

자궁난관 조영술을 실시했을 때 자궁근종이 있으면 자궁강의 모습이 정상과 다른 형태를 띤다. 하지만 자궁근종 여부는 복부 초음파로 간단하게 알 수 있으므로 요즘은 나팔관이 막혀 있는지를 보기 위해 주로 실시한다. 나팔관이 막혀 있으면 불임의 한 원인이 되기 때문이다.

자궁경

작고 가는 관에 촬영기구가 부착된 내시경을 질을 통해 넣은 다음 자궁을 자세히 살펴보는 검사방법이 자궁경이다. 자궁내막에 어떤 이상이

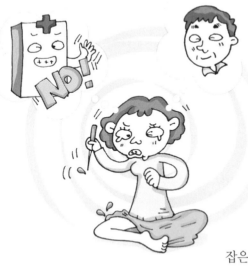

있거나 나팔관으로 가는 입구가 막혀 있는지 여부를 확인할 수 있다.

만약 수술 도구까지 부착하면 검사와 동시에 수술까지 가능하다. 예를 들어 검사를 통해 자궁내막에 폴립이 발견되면 그 부분의 조직을 떼어내서 조직검사를 할 수도 있다.

또 자궁의 내막에서 자라는 점막하 근종이 발견되는 경우에는 바로 제거할 수도 있다. 점막하 근종 중에서도 내막 깊숙이 자리 잡은 것보다는 줄기로 이어져 있는 경우에 더 수술이 쉽다. 하지만 근층 내에 생긴 자궁근종이나 자궁의 외막에 생긴 장막하 근종은 자궁경으로 제거하기 어렵다.

부분 마취 후에 검사를 실시하므로 통증은 없지만 자궁경부에 놓는 마취주사가 아픈 편이다. 또 액체나 가스로 자궁을 크게 확장시킨 상태에서 검사를 하는 만큼 2~3일 정도는 불편할 수 있다. 역시 임신 가능성이 있으면 검사를 해서는 안 되고, 자궁에 염증이 있어도 하지 않는 게 좋다. 자궁경 검사로 인해 자궁의 염증이 나팔관까지 퍼질 수 있기 때문이다.

복강경

복부를 조금 절개해서 카메라를 삽입해 복강 안을 살펴보는 방법이다. 자궁의 바깥부분뿐 아니라 골반 내의 구조를 자세하게 살필 수가 있다. 자궁근종 환자의 경우에는 단순한 검사보다는 자궁근종을 제거하는 수술방법으로 쓰인다.

하지만 복강경이 비교적 간단하고 안전하다고 해도 절개를 하고 출혈 가능성이 있는 외과수술인 만큼 수술 전후의 주의사항을 잘 알아두는 것이 좋다. 대부분 부분 마취를 하지만, 경우에 따라서는 수술 초기부터 혹은 수술을 하는 도중에 전신마취를 하는 경우도 있다.

마취를 한 다음 배꼽 아래 약 2~4cm 정도 되는 부분을 절개하고 탄산가스를 주입한다. 복부를 팽창시켜 검사 도중 건강한 조직이 다치지 않도록 하기 위해서다. 가스를 주입하면 어지럼증이나 구역감을 느낄 수도 있다. 검사를 마치면 절개된 부분을 꿰매고 몇 시간 쉰 다음에 퇴원하게 된다.

자궁암 검사

'자궁에 혹이 생겼다'는 이야기를 들으면 가장 걱정이 되는 부분이 바로 암이 아닐까 하는 걱정이다. 가족이나 가까운 친지가 암으로 투병하는 것을 가까이서 지켜보는 등의 사연이 있을 때는 암에 대한 공포심이 더욱 크다.

정확하게는 조직검사를 해봐야 자궁근종인지 암인지 알 수 있다. 하지만 자궁근종은 그 자체가 양성 종양이라는 의미이므로 암은 아니다. 자궁의 근육층에 생기는 암인 자궁육종은 자궁근종 환자의 0.1%에서 발견될 정도로 매우 드물다. 특히 50대 이상의 연령층일 경우에 많다. 50대 이후이면서 폐경 이후에 자궁근종의 크기가 빠르게 커지거나 비정상 자궁출혈이 있을 때 의심된다.

만약 자궁근종인 여성이 '암이 아닐까' 하는 불안이 너무 심할 때는 자궁암 검사를 받는 것이 나을 수도 있다. 검사를 받고 아니라는 이야기를 확실히 들으면 안심이 되기 때문이다.

자궁에 생기는 암은 크게 3가지가 있다. 자궁내막에 생기는 자궁내막

암과 근육층에 생기는 자궁육종, 자궁경부에 생기는 자궁경부암이 그것이다. 자궁경부암은 산부인과 검진을 할 때 정기적으로 실시하는 자궁경부 세포진 검사를 통해서 쉽게 진단된다. 자궁내막암이나 자궁육종은 조직을 직접 떼어내 검사하는 방법이 가장 정확하지만 미리 간단한 혈액검사를 통해 암의 가능성을 파악할 수 있다.

물론 자궁암으로 진단되면 자궁 전체 또는 암이 존재하는 일부분을 제거하는 것이 최선이고 피할 수 없는 선택이 된다. 하지만 암을 예방하기 위해 미리 자궁적출을 권하는 경우도 있다. 이런 방법은 지나치게 과격할 뿐 아니라 수술 후에 몸에 가져오는 여러 가지 후유증이 많아서 주의해야 한다.

혈액검사 CA-125

난소암을 진단하는 데 자주 사용되는 혈액검사 방법이 CA-125다. 자궁근종 때문에 내진으로 난소를 검사하기 힘들 때는 이 방법으로 난소암 가능성을 파악한다. 드물게는 자궁암 검사를 위해서 CA-125 검사를 한다.

암세포가 있을 경우에 많아지는 특정 물질의 양을 체크하는 검사법이다. 만약 혈액검사 결과 특정 물질의 수치가 높게 나타나면 암을 의심하게 된다. 하지만 암이 아니더라도 자궁근종, 자궁내막증, 임신 등으로 인해 수치가 높아질 수 있다.

도플러 스캔

자궁의 동맥과 관련된 혈관의 혈액이 얼마나 빠른 속도로 흐르는지를 보고 자궁의 상태를 짐작할 수 있다. 암이 성장할 때에는 정상속도나 자궁근종이 있을 때 혈액이 흐르는 속도보다 더 빠르다. 질에 검사기구를 삽입해서 혈류속도를 측정한다.

자궁 조직생검

자궁내막의 조직을 떼어내 암세포가 있는지 조사하는 방법이다. 초음파를 하면서 의심이 되는 부위를 채취하면 더 정확하다. 부분마취를 한 다음 검사에 필요한 내막을 떼어내는 데는 3~5분밖에 안 걸릴 만큼 간단하다.

하지만 자궁벽이나 자궁외막의 조직을 떼어낼 때는 복강경 수술이 필요할 수도 있다. 자궁근종이 자궁내막에 위치한 경우에는 복강경보다는 자궁경이나 자궁 조직생검, 자궁경부확장 소파술 등의 방법을 고려한다.

자궁경부확장 소파술

자궁경부확장 소파술은 말 그대로 자궁의 경부를 확장시켜 자궁의 내막을 긁어낸 다음, 이 조직을 검사하는 방법이다. 검사방법으로 주로 쓰이지만 자궁내막 증식증, 비정상 자궁출혈 등의 질환을 치료하기 위해 실시하기도 한다. 임신 초기에 인공유산을 할 때도 이 방법으로 수술을 하게 된다.

자궁근종인 여성의 경우에는 자궁내막에 위치한 근종을 확인하거나 치료하는 데는 도움이 된다. 하지만 자궁 근층내 혹은 자궁외막에 생긴 근종일 경우에는 검사를 해도 진단하기가 어렵다. 만약 치료 목적이 아니라 검사를 위해서라면 소파술보다는 자궁경 같은 방법이 더 낫다.

부분마취 또는 전신마취를 한 상태에서 실시하는데, 소파술을 받은 후 3~4주 동안은 성관계를 금하고, 자궁이 안정을 취하도록 주의한다. 가벼운 출혈에 대비해 패드를 착용하는 것이 좋다.

자궁근종, 어떻게 치료하나

자신도 모르는 사이에 자궁 안에서 조금씩 커지고 있는 자궁근종을 가능하면 조기에 발견하기 위해서는 의심되는 증상이 있을 때 서둘러 검사를 받아보는 것이 좋다. 진행이 되면 될수록 치료가 어려워진다. 하지만 자궁근종의 크기가 작을 때 발견하면 자궁을 온전히 보전하면서 치료할 수가 있다.

그럼에도 불구하고 처음 자궁근종을 발견했을 때 이미 크기가 어느 정도 큰 여성들이 많다. 또 조기에 발견을 했다고 하더라도 대수롭지 않게 여겨 별다른 치료 없이 지내는 동안 커지는 경우도 흔하다. 평소의 잘못된 식생활이나 생활습관 등 자궁근종을 악화시키는 요인들이 분명히 있기 때문이다. 심각하지 않은 자궁근종이라도 악화요인을 최대한 피하는 등의 노력이 반드시 필요하다.

명심할 것은 자궁근종이라는 진단을 받더라도 너무 성급한 결정을 내려서는 안 된다. 다행히 자궁근종은 오랜 시간에 걸쳐 서서히 진행되는 질병이므로 자신의 상태에 맞는 가장 최선의 치료방법을 신중하게 선택해야 한다.

물론 통증이나 출혈이 심하다면 그만큼 빨리 치료를 서두르고 싶은 것이 여성들의 마음이다. 그렇더라도 몸에 무리가 가장 적은 방법을 찾는 것이 최선이다.

약물 치료 | 에스트로겐 생산을 중단시키는 원리

뇌의 시상하부에서 성선자극 호르몬 분비 호르몬인 GnRH가 분비되면 뇌하수체는 난소로 신호를 보내고, 난소가 이 신호에 따라 난포를 성장시키면 배란이 된다. 그런 다음 임신이 되지 않으면 월경이 일어나게 되는 것이다.

만약 시상하부에서 GnRH가 분비되지 않는다면 어떻게 될까. 마치 폐경 여성처럼 월경이나 배란이 전혀 일어나지 않게 된다. 에스트로겐도 생산되지 않는다. 에스트로겐이 영향을 미치지 않으면 자궁근종의 크기가 작아진다.

약물치료는 GnRH와 화학식이 비슷하면서 성질이 더 강력한 성분을 이용해 GnRH가 분비되지 않도록 막는 원리로 이루어진다. 이때 약을 경구로 복용하면 소화과정에서 파괴되는 특징이 있다. 그래서 '루프론' 같은 주사제나 '시나렐'처럼 코에 뿌리는 스프레이 형태를 주로 쓴다.

하지만 자궁근종의 여러 가지 치료법 중에서 자궁적출 다음으로 논란이 많은 방법이다. 우선 에스트로겐을 완전 차단했을 때의 부작용이 매우 크다. 상체나 얼굴로 열이 오르는 상열감이나 성욕 저하, 질건조증, 체중 증가, 복부팽만, 우울증 등이 그것이다. 에스트로겐 결핍으로 인해 뼈에서 미네랄이 빠져나가 골다공증에 걸리기 쉽고, 관상동맥 질환의 위험성도 크다.

이런 부작용 때문에 미국 FDA에서는 GnRH 유사요법 기간을 6개월 이내로 제한하고 있다. 이뿐만이 아니다. 약물치료를 중단하면 다시 몇 개월 이내에 자궁근종이 원래 크기로 커진다.

그럼에도 불구하고 자궁근종을 제거하는 수술 전에 근종의 크기를 줄이기 위해 약물치료를 미리 실시하는 경우가 많다. 근종이 작을수록 수술로 인한 출혈이나 후유증 등이 적기 때문이다. 자궁근종 때문에 임신이 안 되는 경우도 마찬가지다. 약물치료로 자궁근종의 크기가 줄어든 상태에서 임신을 시도해 볼 수 있다. 폐경을 불과 몇 년 앞두고 있는 여성들도 약물치료 대상이다. 폐경이 되면 자궁근종의 크기가 줄어들고

단계별 양방치료 방법

일단 자궁근종이라는 진단을 받으면 양방에서는 크게 다음의 5가지 치료방법으로 치료를 하게 된다. 자궁근종의 성장 속도가 빠르지 않고 통증, 자궁출혈 같은 증상이 없으며 임신 계획이 없는 경우에는 정기검진을 받으면서 관찰만 하게 된다.

1. 일정 기간 크기나 증상변화 등을 체크하며 정기 검진을 한다.
2. 약물 치료를 한다.
3. 자궁동맥 색전술을 한다.
4. 자궁근종 적출술을 시행한다.
5. 심하면 자궁적출술도 고려한다.

증상이 좋아지는 경우가 많아 폐경까지만 더 심해지지 않도록 해주는 것이다.

자궁동맥 색전술 | 자궁근종으로 가는 혈액을 차단한다

자궁근종 적출 수술 전 조치로 자궁동맥 색전술을 받은 여성들에게서 자궁근종의 크기가 작아지거나 없어진 사실이 밝혀지면서 치료방법으로 쓰이기 시작했다. 자궁동맥 색전술은 자궁으로 연결된 2개의 주 동맥에 물질을 삽입해 자궁으로의 혈액 공급을 차단하는 방법이다.

원래는 자궁근종 또는 자궁적출 수술을 할 때 과다 출혈을 예방하기 위한 조치였지만 자궁근종에 혈액 공급이 중단되면서 치료효과를 보인다. 이런 사실은 1990년대 초 프랑스 쟈끄 앙리 라비나 박사에 의해 처음 발견되었다.

라비나 박사의 발표 후 자궁동맥 색전술이 주목을 받았지만 본격적으로 시술되기 시작한 것이 1997년 무렵이다. 따라서 아직까지는 어떤 자궁근종 치료에 적합한지, 수술 후의 변화 등에 대한 추적조사가 부족하다. 흔히 자궁근종의 크기가 커서 통증이 심하고 불편할 때 고려할 수 있지만, 자궁근종이 너무 크면 효과가 떨어진다.

단 임신을 해야 하는 여성이라면 자궁동맥 색전술보다는 자궁근종 적출술이 낫다. 자궁근종은 자궁벽과 관계가 깊은 조직인 만큼 자궁동맥 색전술로 근종이 작아졌다는 것은 곧 정상 자궁조직이 손상되었을 가능성이 있다는 의미이기 때문이다.

자궁내막 박리술 | 자궁출혈 심할 때 고려한다

과다출혈 증상을 보이는 자궁근종 환자들에게 쓰는 방법으로, 자궁내막 세포를 완전히 제거한다. 주로 자궁근종이 자궁내막에 있거나 근육

이럴 때는 주의하세요

자궁근종의 크기가 작거나 별다른 증상이 없어서 치료를 하지 않는 경우에 주의깊게 체크해야 할 사항은 다음과 같다. □ 안에 해당되는 사항을 표시해 보자.

□ 갑자기 생리량이 많아진다.
□ 월경혈에 덩어리가 보인다.
□ 소변을 자주 보거나 변비가 생긴다.
□ 복부가 팽만해지는 느낌이 있다.
□ 자궁근종 진단을 받은 이후 심리적인 불안이 심하다.
□ 자궁근종에 대해 어떤 조치를 취해야 한다는 생각이 든다.

층 내에 있다 해도 크기가 커서 자궁내막이 커져 출혈이 심한 여성들 중 출산을 모두 마친 경우에 적합하다. 굳이 자궁 전체를 들어내지 않더라도 자궁내막 박리술을 하면 과다출혈 증상이 사라지는데, 약 40% 정도는 시술 후에도 자궁내막 세포가 조금 남아 며칠 동안 출혈을 할 수 있다. 난소가 남아 있으므로 정상적인 호르몬 분비가 가능하다.

자궁근종 적출술 | 자궁근종만 제거한다

자궁은 그대로 보전하면서 자궁근종만을 제거하는 것으로, 자궁근종이 다른 조직을 압박해서 통증, 출혈이 있을 때는 이렇게 하면 증상이 개선된다.

하지만 자궁근종을 치료하기 위해 실시하는 자궁적출술에 비하면 자궁근종 적출술을 하는 경우는 상대적으로 적은 편이다. 자궁의 소중함에 대해 잘 모르기 때문이다. 흔히 출산을 마친 여성에게는 자궁이 아예 필요 없고, 미혼이거나 출산 전의 여성에게만 자궁이 필요하다고 생각한다.

자궁적출보다 고난이도의 수술 기술이 필요하다는 것도 한 이유가 된다. 자궁근종의 크기가 같더라도 수술 경험이 풍부하고 실력 있는 의사를 만난다면 자궁 전체를 적출하지 않아도 된다. 특히 복강경 같은 수술 방법을 이용한다면 더욱 그렇다. 물론 복강경 수술은 자궁근종을 모니터로만 본 상태에서 없애야 하므로 개복수술보다 어렵다.

자궁근종 적출술을 하더라도 재발될 수 있다는 사실도 고려해야 한다. 자궁근종 적출 후에 재발할 확률은 15~20% 정도로 알려져 있다. 수술을 해도 재발해서 재수술을 받을 수도 있다는 점은 환자들에게 큰 부담이 된다. 물론 수술을 하면 재발 전까지 5~10년은 자궁근종으로부터 자유롭고, 자궁근종이 다시 생기더라도 전처럼 심한 증상이 없을 수도 있다.

재발 가능성을 최대한 낮추려면 자궁근종 세포가 있는 부분을 완전히 제거해야 한다. 참고로 근층내 근종이나 장막하 근종은 재발률이 낮은 편이다. 수술시기도 중요하다. 월경주기 중 8일 이내에 수술을 해야 자궁내막 조직이 자궁의 근육층에 파고드는 등의 수술 후유증을 막는 데 도움이 된다.

자궁적출술 | 자궁 전체를 제거하는 만큼 후유증이 크다

자궁의 혹이 암으로 판정된 경우에는 자궁적출을 하는 것이 최선이므로 의사나 환자의 의견차이가 적다. 암으로 자궁을 적출하는 경우는 얼마나 될까. 한 통계에 의하면 전체 자궁적출의 10%에 지나지 않는다고 한다.

물론 암이 아니더라도 과다출혈로 심한 빈혈을 보이거나 여러 가지 증상으로 괴로움을 겪는 경우에는 자궁적출이 효과적인 방법일 수도 있다.

문제는 자궁을 적출하기 전에 보다 무리가 적은 치료방법이 있는지 충분히 고려하지 않은 자궁적출이다. 여성들이 자궁근종이라는 질환에 대해, 그리고 자궁의 기능에 대해서 많이 알면 알수록 자궁적출 수술을 신중하게 선택할 수 있다. 스스로 자신의 몸에 대해 알아야만 의사가 제시하는 치료방법에 대해 판단이 가능하다. 실제로 스위스의 한 지방에서는 자궁건강에 관한 캠페인을 통해 자궁을 적출하는 수가 크게 줄었다는 보고가 있다.

여성에게 자궁적출은 큰 수술이다. 수술이 끝이 아니라 수술로 인해 다른 후유증이 찾아올 수도 있다. 예를 들어 수술 중에 방광, 장에 상처가 생기거나 수술 후에 요도관 감염, 골반기관 유착 등이 찾아오면 배변기능에 문제가 생긴다. 따라서 부득이하게 자궁적출을 할 때는 미리 수술과정이나 전후의 위험성 등을 미리 알고 대비하는 것이 현명하다.

자궁근종 적출 수술은 안전하다?

아기를 갖고 싶은데도 자궁근종 때문에 임신이 안 되었던 여성이라면 자궁근종 적출술을 해서 임신 가능성이 높아지는 경우가 많다. 하지만 수술 후에 생식기 유착 같은 문제가 생겨 임신이 어렵거나 통증으로 고생할 수도 있다.

우리 몸은 상처를 입으면 스스로 회복하는 과정의 하나로 새로운 조직을 만들어 낸다. 이 새로운 조직을 '반흔조직' 이라고 한다. 예를 들어 부엌에서 요리를 하다가 손을 베는 경우에 시간이 지나면 새 조직이 돋아나 베인 자리를 채운다.

눈에 보이지는 않지만 수술을 하면 몸 안에서도 같은 변화가 생긴다. 문제는 스스로를 치유하려는 이 작용이 몸 안에서는 나쁜 결과를 나타낼 수도 있다는 점이다. 자궁근종 적출 수술을 한 후에 새로 생긴 반흔조직이 정상조직과 뒤엉겨 자궁이나 난소, 나팔관, 생식기 주위에 유착이 생기는 것이다.

따라서 병원에서는 최대한 유착을 예방하기 위해 수술을 한 다음에 기관 사이에 얇은 천이나 젤 형태로 된 물질을 끼우기도 한다. 이때는 일정 시간이 지나면 저절로 녹아서 배출되는 성분으로 만든 것을 사용한다.

자궁근종을 적출하는 수술은 수술방법에 따라 질식과 복강경, 개복 수술 3가지가 있다. 어떤 방법으로 수술을 하게 될지는 자궁근종의 개수나 크기, 위치, 의사의 경험이나 선호도, 환자의 선택 등에 따라 달라진다. 또 자궁근종만 적출하기 위해 수술을 시작했다가 심한 경우에는 자궁 전체를 적출하는 수술로 끝날 수 있다.

질식 수술 | 크기가 작은 점막하 근종 제거

'자궁경 절제 수술'이라고도 한다. 질을 통해 카메라가 달린 작은 관을 삽입한 다음 수술 기구를 사용해서 자궁근종을 제거한다. 이때 자궁벽을 팽창시키기 위해서 자궁에 식염수 같은 액체를 주입한 상태에서 수술을 한다.

주로 자궁내막에 위치한 점막하 근종의 크기가 작을 때 쓴다. 특히 자궁근종이 직접 자궁내막에 뿌리를 내리기보다는 줄기로 이어져 있는 경우에 적당한 방법이다. 근층내 근종이나 자궁외막에 생긴 자궁근종은 질식 수술이 불가능하다.

복강경 수술 | 크기가 클 때는 약물치료 후에 실시

개복 수술보다 환자에게 주는 부담이 적다. 출혈이 적고, 입원 기간이나 회복기간이 줄어들기 때문이다. 흉터도 손톱 크기에 불과하다.

아랫배에 4개 부분을 조금씩 절개해서 카메라와 수술 도구를 삽입, 자궁근종을 작게 자른 다음 튜브를 통해서 배출시킨다. 이때 자궁근종의 크기가 크면 절개 부위를 좀 더 넓히기도 한다.

만약 자궁근종이 커서 복강경 수술 부위가 커질 염려가 있을 때는 미리 약물치료로 자궁근종의 크기를 어느 정도 줄인 다음에 수술을 하기도 한다. 약물치료 후에 크기가 줄지 않더라도 정상 조직과의 경계 부분이 잘 보여 수술에 도움이 되기 때문이다.

하지만 자궁근종이 눈에 안 보일 정도로 작아지면 수술을 통해 절개하지 못하게 되고, 남은 자궁근종 세포가 다시 자랄 수 있다.

개복 수술 | 가장 무리를 주는 수술방법

환자에게 가장 부담이 많다. 4~7일 정도는 입원해야 하고, 완전히 회복하는 데는 6주가 걸린다. 하지만 개복을 하면 직접 눈으로 확인하면서 수술을 하기 때문에 시술이 편리해 선호하는 의사들이 많다. 수술을 마무리하는 단계에서도 혈관을 봉합하기가 쉽다. 그래서 의사에 따라서는 임신을 해야 하는 여성에게는 더 효과적인 방법이라고 말하기도 한다. 확실하게 봉합을 하는 만큼 임신을 했을 때 자궁근육이 파열되는 등의 위험성이 줄어든다는 것이다.

자궁이 없어지면 이렇게 달라진다

자궁근종이 심할 때는 자궁근종만이 아니라 아예 자궁 전체를 수술로 적출하게 된다.

물론 의사로부터 자궁적출을 권유받더라도 환자 스스로 자궁을 적출하는 것이 최선인지에 대한 확신이 서야 한다. 자궁적출을 해야 한다는 진단을 받은 여성들 중에도 비수술적인 치료방법을 시도해 자궁을 온전히 보존하는 경우가 많다.

자궁이 없어지면 과연 여성의 몸에는 어떤 변화가 찾아올까. 자궁근종이나 자궁암 등의 여러 원인으로 자궁을 들어내기 전에 충분히 알아두어야 하는 부분이다.

내 자궁!

호르몬 환경이 변한다
자궁적출 수술을 하고 나면 에스트로겐이나 프로게스테론 같은 여성

호르몬뿐만 아니라 테스토스테론, 안드로스테네디온, 황체호르몬, 난
포 자극 호르몬, 베타 엔돌핀 등의 수치가 모두 변한다.

조기 폐경, 조기 노화가 찾아온다

자궁을 들어냈을 뿐 난소를 보존했기 때문에 별 문제가 없을 것이라
고 생각하기 쉽다. 하지만 자궁을 적출한 여성의 50% 정도는 호르몬 분
비 체계에 문제가 생겨 조기 폐경을 맞게 된다. 보통 폐경 이전에 자궁
을 적출하는 여성의 경우 5년 이상 폐경기가 앞당겨지는 것으로 본다.
물론 난소까지 적출하면 수술 직후부터 바로 폐경이 시작된다. 폐경 이
후에 자궁을 적출하더라도 그렇지 않은 여성과 비교해 노화의 속도가
빨라진다.

우울증도 남의 일이 아니다

자궁적출 후에 우울증을 경험하는 여성들이 의외로 많다.
자궁이 없다는 상실감도 이유가 되겠지만 자궁적출로
인한 호르몬 환경의 변화, 신체 증상 등으로 우울증이
쉽게 생기는 것이다.

뼈가 약해진다

자궁이 없어지면서 난소에서 분비되는 에스트로겐이 줄어
들거나 아예 조기 폐경이 되면 뼈가 매우 약해진다. 뼈의 밀
도가 낮아지면서 골다공증이 생길 가능성이 높아지는 것이
다. 실제로 자궁적출 수술을 받은 여성은 그렇지 않은 여
성에 비해서 더 일찍 척추 뼈가 약해진다는 연구결과도 나
와 있다.

심혈관계에도 이상신호가 켜진다

같은 나이더라도 자궁을 적출한 여성은 그렇지 않은 여성보다 동맥경화나 심장병 등의 심혈관 질환에 걸릴 위험성이 3~7배 정도나 높다. 자궁적출 후에 조기 폐경이 된 여성의 33%가 심장발작을 경험한 반면, 자연적으로 폐경에 이른 여성의 경우에는 불과 12%만이 심장발작을 일으켰다는 연구결과도 흥미롭다.

성기능 감퇴 · 요실금으로 고생한다

자궁적출 후에 성욕이 크게 떨어진다는 여성들도 많다. 자궁에서 윤활제를 분비해 더욱 원활한 성관계를 할 수 있도록 도와주고, 오르가슴을 느끼게 되면 자궁이 강하게 수축해 쾌감을 주는 만큼 너무나 당연한 이야기다.

요실금을 호소하는 경우도 있다. 자궁을 적출하면서 방광을 자극해 소변을 조절하는 능력에 문제가 생기기 때문이다.

이런 여러 가지 후유증을 감안하더라도 부득이하게 수술을 해야 한다면? 환자 스스로 수술방법에 대해서도 충분히 알고 의사와 최선의 방법이 어떤 것인지에 대해 상의하는 것이 좋다.

자궁을 적출하는 수술은 자궁경부를 남겨두는 부분 자궁적출과 전자궁적출 2가지가 있다. 부분 자궁적출은 보통 복강경 수술을 하는데, 전자궁적출보다는 어려운 수술에 속한다. 경부를 남겨 주변의 요도관이나 방광, 장 등에 손상을 입히지 않고, 혈액 손실을 막을 수 있다는 것이 장점이다.

또 자궁경부에는 신경이 있어서 성관계를 하는 동안 쾌감에도 영향을 미친다. 한 연구에 의하면 자궁을 완전히 들어낸 여성은 자궁경부를 그

자궁을 들어내기 전에

자궁근종으로 자궁적출을 권유 받았지만 아직 확신이 서지 않는 여성이라면 다음과 같은 점들을 체크해 보자.

1. 자궁근종으로 인해 만성적인 통증이나 과다출혈을 겪고 있다.
2. 통증이나 출혈 등의 증상에 대해 가능한 모든 조치를 해봤다.
3. 자궁이 없어진다고 생각해도 불안하지 않다.
4. 자궁이 없어지면 성생활에 나쁜 영향을 미친다는 사실을 잘 알고 있다.
5. 의사와 자궁근종만을 없애는 자궁근종 적출술이 가능한지에 대해 충분히 상의했다.
6. 자궁 상실 후에 생기는 각종 증상에 대해 충분히 알고 있다.
7. 꼭 자궁적출이 필요한지, 어떤 방법이 좋은지에 대해 여러 명의 의사로부터 조언을 구했다.

**자궁이 없으면 월경주기가
어떻게 달라지나**

자궁을 적출하면 당연히 월경
을 하지 않고, 따라서 월경통
도 없다.

하지만 자궁만 적출하고 난소
를 남긴 경우에는 다르다.
50%는 6개월~1년 내에 호
르몬 분비가 멈추고 폐경이
찾아오지만, 나머지는 폐경이
되지 않고 정상적으로 호르몬
이 분비된다.

난소가 없어도 폐경이 되지
않은 여성이라면 원래의 월경
주기대로 에스트로겐과 프로
게스테론이 분비되면서 배란
도 이루어진다. 다만 배출된
난자는 자궁이 없으므로 복강
안으로 흡수돼 사라진다.

대로 둔 여성과 비교했을 때 오르가슴을 느끼는 능력이 크게 줄어들었
다고 한다. 반면 자궁경부를 제거하면 성교통을 느낄 가능성은 커진다.
자궁경부가 질과 연결된 통로인 만큼 경부를 제거하면 결과적으로는 질
의 길이가 짧아지기 때문이다.

그럼에도 불구하고 흔히 자궁경부암을 예방하기 위해 자궁체부와 함
께 제거해 버린다. 하지만 자궁경부암을 조기에 발견할 수 있는 자궁 세
포진 검사가 간단하므로 굳이 자궁경부를 제거할 필요가 없다는 주장도
많다.

전자궁적출은 자궁 전체를 들어내는 방법이다. 이때 자궁과 함께 난
소, 나팔관까지 들어내거나 또는 남기는 경우가 있다. 또 자궁근종을
적출하는 경우와 마찬가지로 질식 수술, 복강경 수술, 개복 수술 3가지
중에서 선택하게 된다. 우선 질식 수술은 자궁이 임신 12~14주 정도의
크기일 때 가능한 방법으로 수술 시간이 짧고 외상, 내상의 위험도 적
다. 하지만 복강 안을 볼 수 없으므로 직장이나 방광 등에 상처가 날 수
있다. 가장 많이 쓰는 방법은 개복 수술이고, 그보다 무리가 적은 복강
경 수술은 1989년에 처음 시도돼 아직 역사가 짧다.

자궁과 함께 난소마저 적출할 때는…

예전에는 40세 이후 여성이 자궁을 적출하게 되면 난소도 함께 제거
했다. 이 시기가 되면 난소에서 호르몬이 분비되지 않는다고 생각했기
때문이다.

하지만 최근의 연구결과에 의하면 폐경 이후에도 난소에서 호르몬이

분비된다고 한다.

특히 초경을 시작한 이후 난소에서 만들어지는 남성호르몬인 테스토스테론은 폐경을 해도 계속 분비된다. 테스토스테론은 에스트로겐으로 바뀌어서 필요로 하는 곳에 쓰이고, 뼈의 재생을 촉진해 골다공증을 막아주는 역할을 한다. 뇌의 기능과 기분을 조절하는 데도 관련이 있다. 그래서 자궁과 함께 난소를 적출한 여성은 그렇지 않은 여성에 비해 호르몬 요법을 받더라도 우울증에 걸릴 확률이 높은 것으로 알려져 있다.

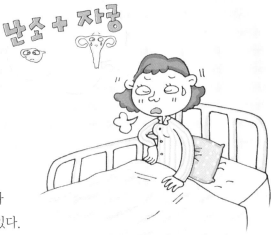

그렇다면 자궁만 들어내고 난소를 보존하는 여성에게는 별 문제가 없을까. 그렇지는 않다. 자궁만 들어내고 난소를 보존한 여성의 50% 정도는 난소에서 호르몬이 분비되지 않는다. 자궁의 도움을 받지 못하기 때문이다. 예를 들어 자궁경부에서 분비되는 프로스타글란딘은 난소에도 필요한 물질이다.

난소를 함께 적출하는 두 번째 이유는 난소암을 미리 예방한다는 잘못된 생각이다. 하지만 가족 중에 난소암 환자가 있는 여성이 암을 예방하기 위해 난소를 제거하더라도 복강 안까지 완전히 예방되는 것은 아니다. 만약 한 쪽 난소에 난소암이 의심되더라도 건강한 다른 난소는 그대로 두는 것이 좋다.

따라서 심한 자궁내막증이나 난소암 등으로 난소를 반드시 적출해야 하는 경우가 아니라면 난소를 보존하는 것이 가장 좋다. 물론 난소를 보존한다 해도 자궁이 없어지면 난소의 기능에 문제가 생길 가능성이 50%로 높다는 사실을 알아야 한다.

신뢰할 수 있는 의료진 선택도 중요하다

의사로부터 자궁을 적출해야 한다는 이야기를 들었다면, 그 의사를 전적으로 신뢰할 수 있다고 하더라도 적어도 두 명 이상의 다른 의사에게 소견을 들어보는 것이 좋다. 여러 사람의 객관적인 소견을 들어보고 나면 반드시 자궁을 적출해야 하는 가능성이 어느 정도 떨어질 수도 있다.

물론 환자 스스로 자궁을 그대로 보존하고 싶다면 의사에게 이런 생각을 밝히고, 가능한 방법이 있는지 상의한다.

자궁적출 수술을 해야 한다면, 가장 신뢰가 가는 의사를 선택해야 한다. 가장 중요한 것은 의사의 경력과 경험이지만, 환자의 의견을 존중하고 충분히 귀를 기울이는지도 본다. 만일 환자가 자궁적출에 불안해하고, 자궁을 보존하고 싶어 한다면 의사의 결정에 대해 환자가 믿고 따를 수 있을 때까지 기다려야 한다. 환자가 안정될수록 수술 후 회복도 빠르다.

이때 의사와 충분한 대화를 위해서는 환자 자신이 자궁근종에 대해 많이 공부를 해야 한다. 자신의 몸에 대해서 잘 알고 있으면 스스로 치료방법을 선택하는 데 의견을 제시할 수 있고, 부득이하게 수술을 한다 해도 미리 수술방법이나 주의사항 등을 알고 대처할 수 있다.

수술이 결정되었다면 우선 수술 전에 체력을 최대한 비축해 면역기능을 높여주는 것이 좋다. 이를 위해서는 건강한 식생활과 휴식, 적당한 운동, 정신적인 안정이 필요하다. 특히 흡연은 면역기능을 떨어뜨리므로 수술 전까지 금연을 하고 술도 마시지 않도록 한다.

수술 전에 이것만은 체크하세요

1. 수술은 언제?
2. 수술에 걸리는 시간은?
3. 입원기간은?
4. 수혈이 필요할 경우를 대비해 자신의 피를 미리 수혈해 놓을 수 있는가?
5. 마취 방법은?
6. 수술 후의 통증은 어느 정도인가?
7. 수술 후 장이나 방광에 문제가 생기지는 않는가?
8. 수술 후 예상되는 합병증이나 후유증에 대한 대책은?
9. 회복기간은?
10. 회복돼 정상적인 생활이 가능한 시기는?

한방치료 역시 면역력을 끌어올리는 데 많은 도움을 준다. 자궁을 들어낸 후에 겪게 되는 상열감이나 우울증, 요실금, 성기능 장애 같은 후유증을 다스리는 데도 한방치료가 효과적이다.

04

이럴 때는

한방

치료가

낫다

증상이 없고 크기가 작으면 그대로 둔다?

보통 자궁근종의 크기가 작고 출혈 같은 특별한 증상이 없을 때는 별다른 치료를 하지 않는다. 3~6개월 간격으로 정기검진을 하면서 지켜본다. 그러다가 크기가 커지는 경우에는 수술을 권유받게 된다.

물론 별다른 치료를 하지 않는 것은 뚜렷한 방법이 없기 때문이다. 하지만 그냥 지켜만 본다고 해서 자궁근종이 저절로 없어지거나 작아질 리는 만무하다. 오히려 혹이 있다는 걸 몰랐을 때는 괜찮지만 병원에서 자궁근종이라는 진단을 받은 뒤로는 늘 불안해하다 보니 혹이 더 커지는 것 같다고 호소하는 여성들도 있다. 아무런 치료를 하지 못하는데 어떻게 불안한 마음이 안 생기랴. 하루하루 불안한 마음으로 보내는 사이에 행여 혹이 커지기라도 하면 치료가 더 어려워지고, 선택할 수 있는 치료방법의 폭도 좁아진다.

특히 미혼 여성의 경우에는 자궁근종이 커지는 속도가 빠른 만큼 주의해야 한다. 자칫하다가는 자궁 전체가 근종으로 변해 불임으로 이어지는 경우가 종종 있다. 예전보다 여성들의 결혼시기가 많이 늦어진 데다 결혼 후에도 임신과 출산을 미루는 경우가 많아졌다. 그래서 자궁근종이 잘 생기는 시기와 첫 아이를 낳는 초산 연령이 겹치면서 자궁근종이 불임을 만드는 것이다.

월경주기가 짧아지는 경조증 방치하면
자궁근종 · 불임으로 고생할 수도

31세 무렵부터 하혈을 했지만 3년 동안 별다른 치료를 하지 않았던 사례다. 월경주기가 짧아져 2~3주 간격으로 월경을 하던 이은경(35) 씨는 산부인과에 갔다가 별 이상이 없다는 소리를 들었다. 그래서 월경의 양이 많아 걱정이 되면서도 그냥 참고 지냈다.

3년 뒤에 결혼을 한 이씨는 나이가 있는 만큼 결혼 직후부터 임신을 시도했지만 마음대로 되지 않았다. 과다월경 증상도 여전했다. 결국은 다시 검사를 했다가 자궁에 작은 혹이 있다는 소리를 들었다. 병원에서는 복강경 수술로 혹을 제거하자고 했지만 내키지 않던 이씨는 주변의 소개로 나를 찾아왔다. 이씨의 경우에는 자궁근종 치료보다 먼저 경조증을 치료하기로 했다. 혈액검사를 해보니 경조증을 오래 방치해서 그대로 두면 심각한 빈혈이 될 수도 있는 상황이었기 때문이다. 무엇이 문제인지 진찰을 해보니 자궁에 어혈이 있고 충임맥에 열이 있었다. 그래서 열을 내리면서 출혈을 방지하고 혈을 보하는 사물탕 처방으로 치료를 시도했다.

초음파 검사 결과, 자궁근종의 위치나 크기가 임신에 영향을 미치는 경우는 아니었다. 그래서 자궁근종 자체에 대한 치료는 나중으로 미루고 임신을 돕기 위해 월경주기부터 바로잡기로 했다. 3개월 정도 약물치료와 함께 침구치료를 병행한 결과, 이씨는 원하던 임신에 성공했다. 흔히 임신 초기에는 자궁근종이 함께 커지는 경향이 있어 태기가 불안해질 수 있다. 그래서 '안태음'이라는 처방을 5일 정도 쓴 후에 혹시 작은 이상이라도 보이면 바로 오라고 당부했다. 다행히 이씨는 나중에 건강한 딸을 낳았다며 인사를 전해왔다.

경조증은 말 그대로 월경이 빨라지는 것으로 심하면 한 달에 두 번 월경을 하기도 한다. 이런 경우에는 그대로 두면 빈혈이 생기는 등 혈이 허해지게 된다. 사람마다 월경주기가 조금씩 다르지만 만약 원래 월경주기에 변화가 생기면 잘 살피는 것이 좋다.

:: 갱년기 증상과 함께 찾아온 자궁근종

전업주부인 주경진(44세) 씨는 산부인과 검진을 받다 우연히 자궁근종 진단을 받았다. 3.8cm 정도 크기의 자궁근종이었다. 걱정하는 주씨에게 산부인과 의사는 수술을 할 정도로 크지는 않다며 한 달에 한 번씩 정기검진을 받으라고 했다. 하지만 2년 정도 지나자 자궁근종이 5cm로 커졌다며 자궁적출 수술을 권했고, 그동안 큰 병 없이 살아온 주씨로서는 수술을 결심하기가 쉽지 않았다. 몸에 칼을 대고 자궁을 적출한다는 생각을 하면 자다가도 벌떡 일어날 정도로 겁이 났다.

고민 끝에 한방치료를 결심하고 찾아온 주씨를 보니 자궁근종을 발견한 직후에 왔더라면 얼마나 좋았을까 싶었다. 최근 2년 사이에 여러 가지 갱년기 증상으로 크게 고생하고 있었다. 가슴이 항상 답답하면서 잠이 잘 안 오고 울컥 화가 난다고 했다. 또 얼굴이 갑자기 확 달아오르면서 열이 올랐다가 식으면서 오한이 나는가 하면 평생 모르고 지냈던 월경통이 생기고 월경의 양도 많아졌다고 호소했다. 모두 호르몬 불균형으로 생기는 갱년기 증상이었다. 한방에서는 '상열하한'이라고 해서 상체로 열이 치솟아 하체가 냉하고 약해지는 게 주된 증상이다. 그러면서 자궁근종의 크기도 점차 커진 듯했다.

주씨의 경우에는 먼저 자율신경 실조증을 완화시키기 위해 '가미소요산'이라는 처방을 하고, 약해진 자궁의 기능을 보강하는 처방도 함께 썼다. 침구치료도 병행했다. 치료를 시작한 지 2주 정도 지나자 얼굴에 열이 오르는 증상이 좋아지는 등 약효가 나타났다. 그때부터는 가미소요산 처방을 그대로 유지하면서 자궁근종에 대한 처방에 변화를 주었다.

1개월 후에 초음파 검사를 했더니 자궁근종은 1cm 정도 크기가 줄어 있었다. 주씨도 안면홍조증이나 월경과다, 월경통 등이 좋아지고 증상이 가벼워지니 마음이 편해 잠이 잘 온다고 무척 좋아했다. 자궁근종을 더 치료하고 갱년기와 함께 찾아온 우울증, 체력 저하를 막기 위해 2개월 더 치료기간을 늘렸다. 그랬더니 5cm였던 자궁근종이 2cm로 크게 줄었다.

따라서 자궁근종을 미리 예방하고 싶다면 20대부터 정기적으로 초음파 검사를 받는 것이 바람직하다. 크기가 작더라도 자궁근종이라는 진단을 받았다면 불안해하면서 방치하지 말고 한방치료를 받는 것이 좋다. 자궁근종으로 인한 크고 작은 증상을 다스린 다음 자궁근종을 만드는 근본적인 원인을 찾아 치료하면 더 악화되는 것을 막거나, 크기가 줄어들어 자궁을 온전하게 보존하는 데 도움이 된다.

약으로만 병이 치료되는 것은 아니다

"지난달에 한약을 한 제 먹고 월경량이 조금 줄어서 좋았는데 이번 달에는 다시 많아졌습니다. 남편이 보증을 잘못 서는 바람에 요즘 마음고생이 이만저만이 아닌데, 스트레스가 많아도 증상이 심해질 수 있을까요? 주위에서는 그렇게 고생하지 말고, 그냥 수술을 하면 편할 텐데 생고생하고 있느냐고들 하는데요."

한번은 오랫동안 월경과다 증상을 그대로 두어 체력이 저하된 자궁근종 환자가 이렇게 물어왔다. 일단 극심한 기력저하와 월경과다 증상부터 해결하는 것이 시급한 경우였는데, 이때는 치료가 까다롭다. 게다가 정신적인 스트레스에 시달리면 당연히 치료에 도움이 되지 않는다. 잘못된 식생활이나 운동부족, 과로 같은 생활습관도 마찬가지다. 이런 요인은 그대로 두고 한약만 열심히 먹는다면 치료효과가 떨어진다.

자궁근종뿐만 아니라 어떤 질환이라도 원인을 뿌리 뽑지 못하면 아무리 치료를 잘 하더라도 다시 문제를 일으키게 된다. 예를 들어 오랜 시간 나쁜 자세로 컴퓨터를 이용하면 요통 등으로 고생한다.

과로 · 스트레스로 인한 자궁근종

대학에서 의상 디자인을 전공하고 의상 디자이너로 활동하고 있는 김수진 (37세)씨는 4~5cm 크기의 자궁근종으로 나를 찾아왔다. 대학 졸업 후 이탈리아에서 7년간 유학생활을 했는데, 2년 정도는 집안사정이 나빠져서 아르바이트를 해가며 그야말로 악착같이 공부를 했다고 했다.

문제는 그때부터 월경이 불규칙해졌다는 것이다. 처음에는 한두 달 건너뛰다 나중에는 3~4개월에 한 번밖에 월경을 하지 않았다. 다행히 귀국한 후로는 월경주기가 다시 정상이 되었지만 월경통이 심하고 월경의 양도 많았다. 그리고 두통과 부종, 소화불량, 유방의 통증 같은 생리전 증후군이 심해 산부인과를 찾았다가 자궁근종이라는 진단을 받았다. 의사는 자궁근종 적출수술을 권했지만 사업을 시작하느라 한창 바쁜 김씨는 수술 후 최소한의 회복시간조차 내기 어려운 상황이었다. 그래서 다른 방법을 찾다가 한방치료를 결심했노라고 했다.

그의 경우에는 자궁근종 자체보다도 극심한 체력저하와 영양 섭취가 나쁜 것이 문제였다. 유학 시절부터 무리를 해서 호르몬의 균형이 깨진 적이 있는데다, 귀국 후에도 바쁜 생활로 몸의 기운을 소비만 하다 보니 어쩌면 당연한 결과였다. 이야기를 들어보니 식사를 제대로 못하거나 패스트푸드, 외식을 하는 경우가 많았고 늘 과로와 스트레스, 수면부족에 시달리는 편이었다. 가끔 얼굴이나 상체로 열이 치솟는가 하면 어지럼증, 소화불량도 있었다.

그래서 전신의 기운을 보하고 체력을 회복하는 치료를 먼저 했다. 이런 경우에는 자궁근종을 없애려는 목적으로 사하는(기운을 깎는) 약물치료를 하면 환자의 상태가 더욱 악화되기 십상이다. 한약 처방과 함께 식습관을 바꾸고 매일 20분씩 명상과 요가를 하도록 조언했다. 또 업무를 조금만 줄이고 자신을 위한 휴식시간을 갖도록 설득했다. 이렇게 5개월 정도 치료하자 김씨의 월경주기는 정상이 되었고 자궁근종으로 인한 여러 가지 증상에서도 벗어날 수 있었다.

나쁜 자세로 인해 경락순환이 나빠지고 오장육부의 불균형으로 이어질 수도 있다. 이럴 때는 약을 먹고 침만 맞기보다는 자세를 교정하고 컴퓨터를 사용하는 틈틈이 스트레칭을 해주는 등의 노력이 필요하다.

자궁근종도 마찬가지다. 믿을 수 있는 의사로부터 치료를 열심히 받되, 지금까지 자궁근종을 만든 나쁜 생활습관이 무엇인지 체크해 봐야 한다. 그런 다음 나쁜 생활습관을 버리고 보다 건강한 식생활, 적당한 운동, 휴식 등을 취할 때 노력하는 만큼 빨리 자궁근종에서 벗어날 수 있다.

한방에는 '자궁근종'이라는 병이 없다

자궁근종은 양방의 용어로, 한방에는 자궁근종이라는 이름의 질환명은 없다. 하지만 예전에도 여성의 몸에 혹이 생기는 질환이 없었을 리는 없다. 부르는 이름이 다를 뿐이다.

한방에서는 여성의 아랫배에 생기는 혹을 징가癥痂라고 한다. 주로 여성의 난소, 난관과 그 주위에 생긴 종양을 모두 포함하고 있다. '징'은 만져 보았을 때 움직이지 않는 고정된 것을, '가'는 만지면 형태가 움직이면서 변하는 것을 말한다.

징가가 아랫배에 생기는 혹을 모두 포함한 개념이라면 위치나 형태에 따라 장담腸覃, 석가石瘕, 혈고血蠱 등으로 나누어진다. 장담은 자궁이 아니라 장과 인접한 곳에 생긴 혹으로 유동성이 있는 혹으로 난소낭종에 해당된다. 이에 반해 석가는 자궁 안에 생겨서 임신한 것과 같은 상태를 만들고, 차가운 기운이 자궁의 입구에 침입해서 생기는 혹이라고 한 점, 또 단단하기가 돌과 같다고 설명한 것을 볼 때 자궁근종을 말한다. 마지막으로 징가가 심해진 것이 혈고로, 일정한 종양의 형태라기보다는 종양의 크기가 너무 크거나 악성으로 변해 증상이 심한 상태로 본다.

징가를 만드는 주된 원인은 다음과 같다.

차고 습한 기운으로 생기는 어혈

월경기간이나 출산 후처럼 자궁의 기능이 약한 시기에 한습^{寒濕}·차고 습한 기운이 자궁 내에 침범하면 징가 즉, 자궁근종이 생기기 쉽다. 차가운 기운으로 인해 자궁으로 흐르는 경락이 막히면 기혈순환이 나빠져 어혈이나 자궁 내 노폐물이 정체된다. 따라서 자궁근종이나 자궁내막증 같은 질환이 생기기 쉽다.

기체로 생기는 어혈

한방에서는 인간이 느끼는 일곱가지 감정인 칠정 희喜·노怒·우憂·사思·비悲·공恐·경驚 중 어느 한 가지가 너무 지나치면 병이 생긴다고 말한다. 쉽게 말하면 심한 스트레스를 받는 상태이다. 스트레스를 받아 오장육부 중 간의 기가 막히는 기체가 되면 혈의 흐름이 느려지고 약해져서 어혈이 생기는 것이다. 이런 상태가 오래 될수록 자궁에 혹이 잘 생기고, 월경이 깨끗하게 끝나지 않거나 덩어리를 보이기도 한다.

습담으로 생기는 어혈

기체를 그대로 두면 수분이 정체돼 특히 아랫배 쪽에 '담음'

이라는 물질을 만들게 된다. 담음은 조직 내 수분의 점도가 높은 비정상적인 체액을 말한다. 담음과 함께 수분이 정체되는 것이 습담 濕痰이다. 습담 역시 기혈의 순환을 막아 어혈을 만드는 원인이 된다. 특히 습담이 복부에 집중적으로 쌓이는 상태, 즉 복부비만이 되면 자궁의 기능이 나빠져서 자궁근종이 잘 생긴다.

기혈이 허해서 생기는 어혈

기가 허하면 혈을 제대로 통솔하지 못하여 어혈이 생기고, 혈이 허하면 혈액순환이 원활하지 못해서 어혈이 생긴다. 기허와 혈허는 서로 영향을 미친다.

사실 대부분의 여성질환은 피가 부족해서 생기는 혈허 血虛와 피가 순환이 안 되고 뭉쳐서 생기는 어혈 瘀血 때문에 생긴다. 자궁에 어혈이 많아지면 손발이 얼음처럼 차가워지거나 월경통이 심해지고 월경주기가 불규칙해진다. 또 월경혈이 뭉쳐서 덩어리가 보이거나 월경의 양이 많아지기도 한다. 이것이 심해지면 난소낭종, 자궁근종이 될 수 있다.

자궁전굴 & 자궁후굴

자궁은 앞쪽으로 약간 기울어져 있는 위치가 정상이다. 정상 위치에서 벗어나 앞으로 지나치게 기울어지면 자궁전굴, 뒤로 넘어가면 자궁후굴이 된다. 이처럼 자궁이 제 위치를 벗어나면 월경혈이 쉽게 빠져나오지 못하고 자궁 내에 어혈이 정체되기 쉽다. 이때는 월경이 끝난 후에도 조금씩 방울방울 하혈을 하면서 월경이 지속되는 현상이 생긴다.

자궁의 위치에 문제가 생기는 것은 결국 자궁이 허약하다는 신호이다. 실제로 자궁근종, 자궁내막증 등의 자궁질환이나 불임을 겪는 여성 중에는 심한 자궁전굴 또는 후굴을 보이는 경우가 많다.

잘못된 생활습관

음의 경락이 모이는 배는 차가워지기 쉬운 부위로 항상 따뜻하게 유지해야 건강에 좋다. 그런데 배꼽티 등으로 복부를 드러내거나 배를 조이는 옷을 입으면 혈액순환이 나빠져서 배를 더 차갑게 만든다. 이렇게 되면 자궁이나 난소 등의 기능이 떨어지고 자궁근종 같은 질환에 걸릴 위험이 커진다.

또 하나는 잘못된 자세이다. 구부정하고 움츠린 자세를 오래 취하면 복부나 흉곽이 접혀서 상체와 하체의 기혈순환을 방해하는 것은 물론 아랫배에 지속적인 압박을 주어 자궁, 난소의 기능을 저하시킨다. 기능이 저하되는 상태를 방치할수록 자궁근종이 잘 생긴다. 그래서 척추측만증이 있는 자궁근종 여성의 경우, 척추측만을 교정하면 신기하게도 자궁근종이 잘 치료된다.

자궁후굴 · 자궁근종 치료 후에 임신

결혼을 하면서 바로 임신을 시도했던 홍경진(31세) 씨는 임신 전 검사를 받는 도중 2~3cm 크기의 자궁근종이 있다는 진단을 받았다. 자궁근종 외에 난소에 물혹이 있어 호르몬 요법을 시도하던 중에 주변의 권유로 한의원을 찾았다고 했다.

초경 이후 월경에 별 문제가 없다가 결혼 전 한 차례 유산을 경험한 후로 월경통이 심하고 유방통, 변비, 소화불량 같은 생리전 증후군도 심한 편이었다. 배란기에도 배가 당기는 듯한 통증을 겪고 있었다.

스트레스 검사 결과를 보니 교감신경과 부교감 신경이 심한 부조화를 이룬 것으로 보아 정신적인 스트레스도 심했다. 원래는 명랑한 성격이었지만 신혼도 없이 시어머님을 모시고 살면서 이런저런 마음고생을 하는 듯했다. 체열검사를 해보니 아랫배가 매우 차고 상체에 열이 많았다. 초음파에서는 3cm 크기의 작은 자궁근종이 하나 있고, 자궁이 뒤로 넘어가 있는 후굴 상태가 확인됐다.

무엇보다 자궁이 워낙 허약하고 차가운 것이 문제였다. 우선 복부에 뭉친 냉기를 몰아낸 다음 오적산을 처방했다. 비만에 가까운 체중을 조금 줄이기 위해 1주일에 3회 이상 걷기운동을 하고 반신욕도 꾸준히 하도록 권했다.

1차 치료를 하고 나니 복부가 약간 따뜻해지고 월경통이 나아졌다. 덩어리가 비치던 것도 없어졌다. 그 후에는 처방을 온경탕으로 바꿔서 계속 치료를 했는데, 5개월 만에 임신에 성공할 수 있었다. 임신 초기에 착상출혈이 약간 비쳐서 걱정을 하기는 했지만, 이제는 무사히 임신기간을 넘긴 홍씨는 예쁜 아기와 만날 날만을 손꼽아 기다리고 있다.

❖ 비만 치료하고 자궁근종도 탈출~

3.7cm 크기의 자궁근종이 있는 박경자(46세) 씨는 자궁근종보다는 정작 다른 증상이 더 걱정이 되어서 한의원을 찾은 경우이다. 과로하면 가슴이 아프고 계단을 오르거나 걸을 때 숨이 차는 증상이 있었다. 약간의 고혈압도 가지고 있었다.

박씨의 경우에는 비만 정도가 약간 심했는데, 비만이 자궁근종이나 호흡기 증상에 나쁜 영향을 미치는 것으로 판단돼 비만, 자궁근종 치료에 들어갔다. 체중감량을 도와주는 한약을 처방하면서 자궁근종을 다스리는 데는 침구치료를 주로 했다.

처음에는 자궁근종의 크기에는 변화가 없고 비만 치료 효과가 빨리 나타났다. 치료를 시작한 후에 체중이 줄면서 불편하게 느끼던 증상들이 가벼워졌다고 했다. 비만을 좀 더 해소하기 위해 체중감량을 돕는 한약을 그대로 복용하면서 자궁근종을 치료하는 한방 환약을 처방했다.

하지만 사정이 생겨 도중에 치료를 중단했다가 가슴의 통증과 고혈압이 심해져서야 다시 한의원을 찾았다. 이때는 양방병원에서 처방받은 약이 있어서 치료를 병행할 수 있도록 다시 처방을 바꿨다.

그러자 다시 치료를 시작한 지 2주 정도 지난 무렵에는 가슴의 통증이 가벼워지고 혈압이 안정됐다. 자궁근종의 크기도 1.3cm로 줄어든 것을 확인할 수 있었다.

같은 자궁근종도 환자마다 치료방법이 다르다

한의학에서는 어떤 병을 치료할 때 인간을 전체적으로 바라본다. 외부로 나타나는 신체의 증상은 물론 그 사람의 직업, 성격, 말투, 심리상태, 체질, 생활환경 등 모든 요소를 다 고려하는 것이다. 서양의학과는 달리 몸에 나타나는 증상과 전체적인 모습을 분석해 어떤 이상이 있는지를 밝힌다. 따라서 한방으로 자궁근종을 치료할 때는 자궁근종이 있다는 사실 자체가 중요한 것이 아니라 몸 안에서 일어나는 부조화를 찾는 하나의 단서가 될 뿐이다.

몸에 어떤 이상이 있는지를 밝혀 나가는 과정을 '변증'이라고 한다. 변증을 하기 위해서는 사진 망진(望診)·문진(聞診)·문진(問診)·절진(切診)이라고 해서 4가지의 방법으로 환자의 상태를 세심하게 관찰한다. 먼저 망진(望診)은 눈으로 보는 것으로 얼굴색이나 혀의 모습, 전체적인 모습, 앉아 있는 자세, 말하는 태도 등을 종합적으로 본다. 문진(聞診)은 말 그대로 환자의 목소리와 숨소리를 듣는 것이고, 문진(問診)은 환자에게 생활이나 기본적인 신체 상태에 대해서 물어보는 방법이다. 마지막으로 절진(切診)은 직접 환자의 손목을 잡아 맥을 짚어 보는 진맥과 배를 관찰하는 복진, 아픈 부위를 만져 보는 촉진 등이 있다.

이런 관찰을 통해 알아낸 다양한 정보를 바탕으로 부조화의 유형을 찾아낸다.

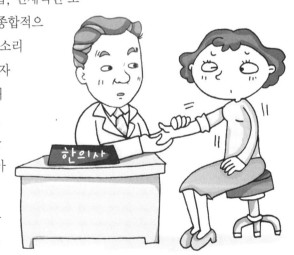

한의사

그 유형을 정확하게 구분하기 위한 도구가 팔강 음양(陰陽)·한열(寒熱)·표리(表裏)·허실(虛實)이라고 하는 8가지 기준이다. 즉 증상이 음적인지 또는 양적인지, 찬 것에 속하는지 또는 더운 것에 속하는지, 병이 몸의 바깥 부위에 존재하는지 또는 몸의 안쪽에 있는지, 병의 원인이 허약한 상태로 나타나는지 또는 지나치게 열이 있고 실질적인 증상이 나타나고 있는 상태인지를 보는 것이다.

환자가 팔강 중에 어떤 유형에 속하는지 구분하는 것이 팔강변증으로, 한방 진료에서 매우 중요한 과정에 속한다. 팔강변증이 이루어지면 오장육부 중 어느 장부에 이상이 있는지를 판단하는 오장육부 변증, 사상체질 중 어느 체질에 속하는지를 보는 사상체질 변증을 거치게 된다. 이처럼 정확한 변증 후에야 환자에게 맞는 처방을 내리고 침과 뜸 등을 병행해서 치료한다.

한방치료의 가장 중요한 원칙은 '조화와 균형'이다. 팔강변증을 통해서 그리고, 오장육부와 체질적인 특성을 고려해서 부조화의 원인을 찾아낸 다음 모자라는 것은 채워주고, 차고 넘치는 것을 없애 건강을 회복하도록 돕는다. 몸이 회복되면 자궁근종은 저절로 치료된다.

따라서 한방에서는 같은 자궁근종이라도 환자에 따라 모두 치료방법이 다르다. 4명의 자궁근종 진단을 받은 4명의 환자가 있다고 하자. 모두 양방에서 자궁근종이라는 진단을 받고 자궁근종을 적출하거나 자궁 전체를 들어내는 수술을 권유받은 상태이다. 하지만 한방에서 볼 때는 조금씩 다른 증을 보이기 때문에 치료방법이 모두 다르다.

간기울결

4cm와 3cm 크기의 자궁근종 두 개가 발견된 한미영(41세) 씨. 월경주기는 괜찮았지만 사춘기 때부터 심한 월경통으로 고생해 왔다. 평소 얼

굴이 화끈화끈 달아오르고 두통, 어지럼증, 변비도 있다. 밤에는 잠이 잘 안 와서 뒤척이기 일쑤다.

최근에는 남편의 실직으로 경제적인 어려움을 겪으면서 정신적인 스트레스까지 이만저만이 아니다. 가끔 가슴이 답답하고 스스로도 '이러다 화병에 걸리는 않을까' 싶을 정도이다.

한씨의 혀를 살펴보니 어두운 붉은 색이었고, 설태가 끼어 있었다. 맥은 팽팽한 느낌이었다. 이런 경우에는 스트레스로 인해 간의 기가 뭉치는 간기울결 肝氣鬱結 상태로 보고 치료한다.

비신양허

자궁내막증으로 생긴 혹을 제거하기 위해서 수술을 받은 적이 있는 심경희(33세) 씨. 아직 미혼이었지만 이번에는 5cm 크기의 자궁근종으로 자궁근종 적출수술을 권유받았다.

진료를 해보니 자궁이 후굴된 데다 월경량이 극히 적고 월경주기가 불규칙했다. 창백하고 마른 편인 심씨는 자주 어지럽고 기운이 없어서 대학원 공부를 쉬고 있는 상태인데, 신경이 예민해서 깊은 잠을 이루지 못하고, 조금만 피로하면 식은땀을 흘린다고 했다.

혀를 보니 붉은 기가 모자라 흰 빛을 띠었고 설태가 약간 끼어 있었다. 맥은 가늘고 가라앉아 있었다. 전형적인 소음인 체질로 소화기와 생식기의 기능이 크게 저하된 비신양허 脾腎陽虛 상태이다.

간신음허

7cm나 되는 자궁근종이 있는 최종남(46세) 씨는 1년 전에 처음 발견했지만 별다른 치료를 받지 않다가 크기가 커진 경우다. 원래 32일이던 월경주기가 25일로 짧아졌는데, 월경의 양이 많고 월경기간이 길어졌

다. 늘 기운이 없는 데다 허리도 자주 아프고, 몸에 열이 많아 유난히 더위를 탔다. 또 소변의 색이 노랗고 변비가 심했다.

이 환자의 혀는 붉고 설태가 거의 없었다. 맥은 가늘고 빠른 편이었다. 이럴 때는 혈부족으로 인한 간신음허 肝腎陰虛를 의심한다.

기허습담

아이 셋을 나았다는 정미선(43세) 씨는 4cm 크기의 자궁근종이 있다는 진단을 받았다. 성격이 긍정적이어서 정신적인 스트레스는 적었지만 비만이었다. 155cm의 키에 몸무게가 65kg이나 됐다. 특히 복부비만이 심했다. 과다출혈 등의 특별한 증상은 없었지만, 월경량이 점점 늘어나는 것 같고, 쉽게 피로하다고 했다. 또 분비물의 양이 많고 냄새가 나는 편이었다.

증상을 들은 후에 보니 혀는 붉은 빛을 띠었고, 노랗고 두꺼운 설태가 끼어 있었다. 기가 허하고 몸에 나쁜 기운인 습담이 쌓인 기허습담 氣虛濕痰이라는 증이 의심되는 예다.

근본 원인을 없애는 한방치료

양방에서는 수술을 통해 자궁근종을 완전히 제거하는 것을 최선의 치료방법으로 본다. 하지만 혹을 없앤다고 해서 자궁근종을 만든 원인까지 없어지는 것은 아니다. 따라서 수술 후에도 자궁근종이 다시 재발할 수 있다. 하지만 재발할 때마다 자궁근종 적출수술을 받을 수는 없는 노릇이다. 그렇다고 자궁근종이 아예 생기지 않도록 처음부터 자궁을 들어내면 더욱 문제가 많다.

물론 한방에서도 자궁근종을 없애는 것이 치료의 목표가 된다. 하지만 눈에 보이는 자궁근종을 바로바로 제거하는 것이 아니라 눈에 보이지는 않지만 자궁근종을 만든 근본적인 원인을 없앰으로써 자궁근종의 크기가 작아지거나 없어지도록 유도한다. 자궁근종으로 인한 과다출혈이나 만성피로, 통증 등을 완화시키면서 자궁근종을 생기게 한 오장육부의 불균형을 바로잡는 것이다. 이때 불균형을 만드는 잘못된 생활습관도 함께 바꾸어야 한다.

우리 몸은 균형을 회복하면 스스로 치유되는 능력이 있다. 흔히 이것을 면역력이라고 부른다. 몸의 불균형 상태가 어느 정도 심한지, 또 불균형 요소를 얼마나 잘 파악하는지에 따라 치료효과나 치료기간이 달라진다.

자궁근종의 크기가 비교적 작고 체력 손실이 적은 경우, 증상이 가벼운 경우일수록 치료가 잘 된다. 하지만 자궁근종의 크기가 크면 클수록 불균형 상태가 오래 지속되었다는 의미이므로 치료가 어렵다. 출혈 등의 증상이 심한 경우에도 체력 소모가 많아 몸이 허해진 상태이므로 치료기간이 길어진다.

:: 과다출혈로 자궁을 적출했더니…

월경량이 조금씩 많아지기 시작하더니 나중에는 심한 하혈을 해서 병원을 찾은 유혜진(38세) 씨. 자궁경 검사를 받은 결과 자궁근종 두 개가 발견됐다. 의사는 크기는 크지 않지만 출혈이 심해 자궁적출 수술을 하는 것이 좋겠다고 권유했다. 유씨 역시 심한 출혈로 응급실에 실려 가는 일이 반복되자 수술을 결심했다.

문제는 수술 후에 나타나는 여러 가지 증상들이었다. 수술 후 회복기간도 다른 사람들보다 오래 걸린 데다 요실금, 요통, 성교통, 체력저하, 우울증 등이 6개월이 지나도 호전되지 않았다. 자궁과 양쪽 난소를 모두 제거해 수술 후에 바로 폐경이 되버린 것이다.

한의원을 찾은 유씨를 진료해 보니 몸도 마음도 지칠 대로 지쳐 있었다. 체력이 떨어져 집안일을 제대로 못하는 데도 가족들은 유씨가 아직 젊어 무리 없이 회복될 것이라고 생각해 별다른 배려를 하지 않는 듯했다.

우선 피로를 풀고 체력을 회복하면서 수술로 생긴 어혈을 제거하는 처방을 했다. 자하거 약침을 활용한 침구치료도 병행했다. 어느 정도 체력을 되찾은 후에는 요실금, 성교통에 대한 침구치료를 하면서 약해진 신기능을 보하는 한약을 처방했다.

다행히 3개월 치료한 후에는 수술 후유증이 거의 사라졌다. 앞으로 호르몬요법을 받아야 할지 묻는 유씨에게 몸이 건강하면 꼭 받을 필요는 없고, 식사나 운동에 더 신경을 쓰라는 조언을 하고 치료를 마쳤다.

유씨는 비록 자궁 출혈이 심하기는 했지만, 자궁근종의 크기가 작고 정확한 출혈의 원인을 찾기도 전에 꼭 수술을 해야 했을까 싶어 안타까운 환자였다. 수술 전에는 반드시 수술을 해야만 하는 경우인지 다시 한번 신중하게 생각해야 한다.

:: 자궁적출 후에 찾아온 요실금

2년 전에 자궁을 적출한 김애경(55세) 씨. 6cm 크기의 자궁근종이 있었기 때문이다. 자궁을 적출한 후에 하혈이 너무나 심해 재수술까지 받아야 했고, 수술 후유증도 심했다. 특히 소변이 새는 요실금 증상으로 고생했다. 보험회사에 근무하는 김씨로서는 대인관계에서 자꾸만 위축되고 전보다 기운이 떨어지는 느낌이 들었다.

김씨를 보니 수술 과정에서 골반을 받치는 근육이 손상되면서 요실금이 생겼고, 수술을 받은 후에 충분히 쉬지 못하고 직장에 서둘러 복귀한 것이 화근이었다.

그래서 가장 문제가 되는 요실금을 치료하기 위해 골반근육을 강화하는 침구요법과 함께 신기능을 보하는 약물을 처방했다. 그러자 4주 만에 요실금 증상이 완전히 사라지고 배뇨 기능이 정상을 되찾았다.

하지만 저하된 체력을 보강하고 호르몬 불균형으로 생기는 성기능 장애, 골다공증 등을 예방할 목적으로 2개월 정도 더 치료했다. 그런 다음 호르몬 검사를 했더니 호르몬 분비가 정상이어서 호르몬 요법을 받을 필요가 없다는 진단을 받고 치료를 마쳤다.

많은 여성들이 김씨처럼 자궁적출을 하기 전에 별다른 준비 없이 수술에 들어간다. 하지만 체력이나 컨디션이 최상일 때 수술을 받고, 수술 후에도 관리를 잘해야 별다른 후유증 없이 빨리 회복할 수 있다.

치료기간은 얼마나 걸리나

환자의 상태나 근종의 크기, 위치에 따라서 치료기간이 조금씩 다르다. 예를 들어 환자가 임신을 해야 하는 미혼 여성인지, 아니면 더 이상 출산을 하지 않는 기혼 여성인지에 따라서도 치료 방법이나 기간이 달라진다.

우선 자궁을 보존해야 하는 미혼 여성이라면 한방치료와 함께 잘못된 생활습관을 바꾸어야 한다. 젊은 미혼 여성은 자궁근종이 커지는 속도가 비교적 빠르기는 해도 젊은 만큼 식생활과 운동 등에 신경을 쓰면서 적극적인 한방치료를 시도하면 좋다. 2~3개월 정도 한방치료를 시도해도 증상이나 환자의 상태에 전혀 변화가 없거나 자궁근종의 크기가 계속 커진다면 자궁근종 적출 수술을 고려할 수 있다. GnRH 유사요법 일시적으로 월경을 하지 않도록 만드는 방법으로 자궁근종의 크기를 최대한 줄인 다음 복강경 수술 또는 개복수술을 한다. 이런 수술 후에도 한약과 침구치료를 하면 수술 후 회복을 돕고 재발을 방지하는 데 도움이 된다. 임신을 준비하고 있는 기혼 여성의 경우도 마찬가지이다.

출산을 마치고 더 이상 임신 계획이 없는 여성의 경우에는 증상의 정도에 따라서 치료를 하게 된다. 가장 문제가 되는 것은 과다출혈로, 출혈을 막는 치료를 먼저 시도한다. 지혈효과가 강한 한약을 처방해도 증상이 좋아지지 않는다면 기력을 보강하는 한약으로 체력을 회복한 다음에 수술을 받는 것이 바람직하다. 물론 수술 후에는 수술로 생기는 어혈을 없애고 후유증을 없애는 한방치료를 병행하면 효과가 크다. 하지만 과다출혈 증상만이 문제라면 반드시 자궁을 적출할 필요는 없다. 증상이 심하지 않을 때는 여유를 가지고 한방치료를 시도할 수 있다.

∷ 결혼을 앞두고 발견된 자궁근종

고등학교 수학 교사인 허미정(36세) 씨는 동료 교사와의 결혼을 앞두고 한의원에 찾아왔다. 최근에 체력이 갈수록 약해지고, 몇 개월 전에는 자궁근층 내에 4cm 가량의 자궁근종이 있다는 진단을 받았노라고 했다. 병원에서는 복강경 수술로 자궁핵을 적출하는 수술을 하라는데 미혼인 그로서는 수술이 내키지 않아 한방치료를 해보고 싶다고 차분하게 설명했다.

허씨의 얼굴색을 보니 창백하고 맥도 약했다. 평소 조금이라도 신경 쓰이는 일이 있으면 잘 체하고, 소화가 안 되니 자연히 무기력하고 기운이 없었다. 가슴이 답답하고 두통, 어지럼증을 느끼는 적도 있다고 했다. 또 추위를 많이 타고 설사를 하는 때도 있었다. 월경주기는 35~43일 주기로 긴 편인데 얼마 전에 약간의 부정출혈이 있었다고 하였다.

증상으로 보아 예민하고 꼼꼼한 성격으로 인해 심신의 부조화가 심한 상태였다. 가장 먼저 소화장애의 증상이 나타나고, 이로 인해 영양공급이 부족하다 보니 피로, 냉증, 설사, 월경량 감소 등으로 발전된 것이다.

우선 마음을 안정시키고 소화장애를 없애는 처방을 했다. 그런 다음 어느 정도 체력이 보강되자 냉증을 해소하고 자궁근종을 치료하는 한약으로 바꾸어서 처방했다.

4개월 정도 치료한 후에 확인하니 자궁근종이 2cm 정도로 줄어 임신을 해도 별 지장이 없을 것으로 판단됐다. 그래서 임신을 돕기 위해 난소와 자궁을 강화시키는 처방을 한 지 3개월 만에 임신에 성공, 건강한 아들을 낳을 수 있었다.

∷ 자궁근종 크기를 줄이고 임신에 성공

결혼 3년째인데도 아기가 없어 걱정을 하던 박남선(37세) 씨는 다른 한의원에서 1개월 정도 치료를 받다 나를 찾아왔다. 결혼과 함께 임신을 시도했지만 잘 되지 않아 산부인과를 찾았다가 4.4cm 정도의 자궁근종 외에도 오른쪽 난소에 낭종이 있다는 진단을 받은 상태였다.

박씨는 병원에서는 자궁근종의 크기나 위치로 봐서는 결정적인 불임의 원인이 아니라고 했는데 왜 아기가 안 생기는지 모르겠다고 하소연했다. 하지만 한방에서 볼 때는 자궁이 차고 허약한 증상이나 월경이 원활하게 이루어지지 않은 것이 문제였다.

자궁의 기능을 회복하기 위해 20일 정도 환약과 탕약을 처방했더니, 복부가 따뜻해지면서 자궁의 상태가 좋아졌다. 다시 20일 후 확인할 때는 자궁근종의 크기가 3cm 정도로 많이 줄어 있었다. 반면에 난소낭종은 그대로였다. '조경종옥탕'이라는 처방으로 바꾸어 다시 20일 치료하자 난소낭종이 조금 줄고 자궁근종도 더 작아졌다.

그래서 남편과 함께 임신을 돕는 한약을 10일 복용한 다음 배란일에 맞춰서 임신을 시도하도록 했다. 2번째 시도에서 임신에 성공한 박씨는 임신 사실을 확인하자마자 전화로 반가운 소식을 알려왔다.

증상이 심하지 않다는 것은 곧 기력 손상이 적다는 뜻이므로 바로 자궁근종을 없애는 처방을 써도 안전하다. 만약 폐경이 얼마 남지 않은 40대 후반의 여성이라면 어느 정도의 증상이 있어도 한방치료로 증상을 치료하면서 관리한다면 굳이 자궁적출을 하지 않아도 폐경 후에 자궁근종의 크기가 저절로 줄어든다.

심신의 이상을 파악하는 한방검사

이제는 한방에서도 다양한 검사방법을 많이 사용하고 있다. 객관적인 검사 결과를 통해 환자의 상태를 좀 더 정확하게 판단할 수 있기 때문이다. 부인과 환자를 위한 주요 검사로는 체성분 검사, 스트레스 검사, 혈관 노화도 검사, 적외선 체열 검사, 초음파 검사 등이 있다.

체성분 검사

비만도, 특히 복부나 허벅지 등에 체지방이 얼마나 집중돼 있는지를 알 수 있다. 만약 복부비만으로 판정되면 반드시 운동과 식이요법으로 뱃살을 빼야 한다.

스트레스 검사

교감 신경과 부교감 신경이 얼마나 조화를 이루고 있는지를 본다. 겉으로 보기에는 편안하고 안정적으로 보이는 환자라도 실제로 검사를 해보면 스트레스 지수가 높게 나오는 경우가 종종 있다.

혈관 노화도 검사

혈관이 어느 정도 노화되어 있는지를 확인한다. 20~30대의 젊은 여성들도 혈관 노화가 진행되고 있는 경우가 의외로 많다. 이런 경우에는 환자의 식생활에 어떤 문제가 있는지 또는 적당한 운동을 하는지 체크해야 한다.

적외선 체열 검사

인체에서 발생하는 미세한 체열의 변화를 적외선을 이용해 칼라 영상으로 보여주는 검사방법이다. 비정상적인 체열분포를 쉽게 알 수 있다. 부인과 질환 중에서도 특히 자궁근종 환자의 체열 진단 검사를 해보면 복부가 차가워서 복랭지수, 즉 복부의 차가운 정도가 대부분 심한 경우이다. 복부뿐 아니라 손발 같은 말초 부위에 냉증이 있는지도 봐야 한다. 복부나 손발은 차가운 대신 상체와 얼굴 쪽으로는 열이 올라오는 '상열하한'이 많기 때문이다.

이런 여러 가지 한방검사 결과를 참고한 다음 전통적인 진단법인 사진望·聞·問·切診과 음양·한열·허실·표리 등을 보는 팔강변증으로 환자의 정확한 상태를 파악한다. 사진 중에서는 절진, 특히 복진 과정이 중요하다. 복진에서는 복부의 탄력과 긴장도, 복피나 복벽의 두께, 동계 복부에 손을 댔을 때 복대동맥이 세게 뛰는 현상, 거의 느껴지지 않을 정도로 약하게 뛰어야 정상이다. 부위와 세기, 함몰, 복부주름 그리고 덩어리가 만져지는지 등을 종합적으로 본다.

그런 다음 초음파 검사로 자궁근종의 위치와 크기, 전반적인 생식기의 이상 유무에 대해 살핀다. 이때 자궁위치를 잘 확인하는 것이 중요하다. 자궁이 뒤쪽으로 힘없이 넘어가 있는 자궁후굴이나 앞으로 너무 꺾여져 있는 심한 자궁전굴일 때는 반드시 자궁이 제 위치를 찾도록 해야 한다.

자궁근종을 다스리는 처방

자궁근종을 치료하는 데 많이 쓰는 처방의 치료효과와 주의사항 등을 알아두면 한방치료를 이해하는 데 도움이 된다.

온백원

〈동의보감〉에 보면 적취와 징가, 황달을 치료하는 처방으로 기록돼 있다. 손발이나 복부에 차가운 기운이 몰려 있는 냉증을 제거하고 뱃속에 생긴 덩어리를 없애는 데 효과적이다. 열과 함께 몸에 정체된 습을 제거해 몸이 잘 붓는 부종을 치료할 때도 쓴다.

여성질환, 특히 자궁근종이 있는 여성들에게는 냉증이 많다. 수족냉증 또는 복부냉증이 있으면 손발이 시리거나 배가 얼음장처럼 차갑다. 심한 경우에는 다들 땀을 흘리는 한여름에도 양말을 신고 잘 정도이다. 한방에서는 이것을 한증寒証이라고 하는데, 적외선 체열검사를 해보면 쉽게 냉증인지 알 수 있다.

냉증이 오래 되고 실증實証인 경우에는 강한 사법瀉法에 속하는 온백원溫白元 같은 응급 처방을 쓴다. 뜨거운 성질을 이용해서 막힌 기운을 빨리 소통시키는 만큼 냉증과 소화불량, 속이 더부룩하고 배가 불룩한 증상을 쉽게 다스릴 수 있다.

온백원에는 건강, 길경, 시호, 오수유, 인삼, 파두상, 황련, 후박 등의 약재가 들어간다. 분량의 약재를 곱게 가루 내어 꿀로 반죽해 환을 만든다. 이것을 밤에 한번, 새벽에 한번 생강탕과 함께 복용하면 된다. 온백원을 복용하면 새벽부터 설사를 하기 시작해 나중에는 거품과 점액이 섞인 변을 본다. 온백원에 들어가는 약재 중에는 파두처럼 독성이 있는 것도 있으므로 반드시 한의사의 처방과 복용법에 따라야 한다.

계지복령환

혈행을 활발하게 만들어 어혈을 풀어주는 처방으로 우리나라뿐 아니라 일본, 미국에서도 자궁근종의 치료에 많이 쓴다. 최고의 의서 중 하나인 〈금궤요략〉에 나와 있는 처방이다.

어혈이 아랫배에 모이게 되면 하복부에 팽만감이 느껴지고 복통, 하복부 냉증을 보인다. 하복부에 어혈이 있는지 쉽게 알아보려면 배꼽 좌우를 눌러서 통증이 있거나 덩어리가 만져지는지 보면 된다. 또 월경색이 어둡거나 덩어리가 있고 점액처럼 끈끈한 것이 섞여 나오기도 한다.

문제는 하복부가 냉할수록 더운 열이 위로 치솟는 상열하한이 심하다는 사실이다. 자궁근종의 전형적인 증상 중 하나가 바로 상열하한으로, 더운 기운이 치솟으면 우선 머리가 무겁고 어지럽다. 불안감이나 초조, 불면증, 이명 등의 신경증상도 생길 수 있다.

이런 경우에 골반 내의 염증을 없애고 울혈을 제거해 자궁의 기능을 회복시키는 계지복령환 桂枝茯苓丸 을 처방하면 치료가 잘 된다. 자궁근종 외에도 자궁후굴, 자궁·난소의 염증, 불임, 습관성 유산에 주로 처방한다. 하지만 계지복령환을 처방하려면 환자의 체력이 어느 정도 뒷받침되는 상태여야 한다.

자궁근종 환자에게 계지복령환을 투여한 임상 연구결과에 의하면 자궁근종의 크기가 줄고 과다월경, 빈혈, 월경통을 완화시키는 것으로 나타났다. 또한 자궁근종, 자궁내막증으로 진단돼 GnRH 유사요법 치료를 받은 사람들에게 계지복령환 처방을 투여해 각종 부작용을 줄일 수 있었다는 보고도 있다.

계지복령환에는 계지와 복령 외에 목단피, 도인, 적작약 같은 약재가 들어간다. 계지는 따뜻하게 하고 맥을 통하게 하는 효능이 있고, 복령은 불필요한 수분을 배출시키며 목단피·도인·적작약은 혈행을 활발하게 만들어 어혈을 풀어주는 약재들이다.

칠제향부환

이름에서도 알 수 있지만 향부자를 주재료로 한 처방이다. 〈의학입문〉에는 칠제향부환七製香附丸이 월경부조와 징가를 다스린다고 되어 있다.

한방에서 널리 사용되는 향부자는 특히 여성의 월경을 순조롭게 하는 데 탁월한 효능이 있다. 이런 향부자에 17가지의 약재를 더해 처리한 다음 가루 내어서 환약을 만들면 칠제향부환이 된다. 자궁근종이나 난소낭종 같은 수종水腫은 물론 월경불순, 월경통, 불임, 갱년기 장애, 신경증상 등에 두루 효과가 있다.

하지만 만드는 과정이 매우 복잡해서 일반적으로 쓰지는 못한다. '칠제'라는 표현도 약재를 처리하는 과정에서 모두 7단계의 과정을 거친다는 의미이다. 참고로 문헌에 따르면 우선 향부자 14냥을 칠포로 나눈 다음 1포는 당귀 2냥과 함께 술에 담그고, 2포는 봉출 2냥과 함께 동변, 10살 미만의 사내아이의 소변에, 3포는 목단피·애엽 각 1냥과 함께 쌀뜨물에, 4포는 오약 2냥과 함께 쌀뜨물에, 5포는 천궁·현호색 각 1냥과 함께 물에, 6포는 삼릉·시호 각 1냥과 함께 식초에, 마지막으로 7포

1냥은 37.5g이다.

는 홍화 · 오매 각 1냥과 함께 소금물에 담그라고 되어 있다.

이렇게 담가 두었던 칠포를 봄에는 5일간, 여름에는 3일간, 가을에는 7일간, 겨울에는 10일간 볕에 말려서 향부자만 꺼낸 다음 곱게 가루 내고 담가 두었던 물로 풀을 쑤어 환을 만든다.

오적산

오적 五積으로 불리는 5가지 원인 즉 기氣, 혈血, 담痰, 음飮, 식食으로 인해 어혈, 노폐물 등이 쌓여 있을 때 쓰는 처방이다. 특히 하복부나 하지의 순환이 안 돼 차갑고 저리는 여성에게 처방하면 혈액순환을 촉진시키는 효과가 크다. 위장의 운동능력이 떨어져 소화불량이 있거나 감기, 신경통, 요통, 류머티즘 같은 면역질환으로 기침이나 가래, 통증, 관절의 부종이 있을 때도 좋은 처방이다. 이뇨작용으로 부종을 완화시키기도 한다.

귀출파징탕

당귀 · 봉출 등의 약재가 들어가는 처방으로 파어소징 破瘀消癥 · 어혈을 깨뜨리고 징가를 삭힌다 효능이 크다. 폐경기도 아닌데 갑자기 어혈 때문에 월경이 멈출 때는 월경을 순조롭게 하는 통경제 通經劑로 쓴다.

들어가는 약재의 효능을 보면 우선 당귀는 혈을 보하고 혈을 만드는 한편 어혈을 없애 혈액순환을 좋게 한다. 삼릉 · 봉출은 어혈과 징가, 적취를 없애 월경을 순조롭게 하고 통증을 멈추게 한다. 홍화 · 소목은 어혈을 푸는 데, 육계는 양기를 넣어 차가운 기운을 몰아내고 혈액순환을 도와 체온저하나 빈혈 · 하복부 냉증 · 수족냉증 등을 다스린다.

이처럼 한방에서는 단순히 어혈을 푸는 것만이 아니라 기혈의 흐름이 원활해지도록 근본적인 처방을 한다. 이렇게 하면 호르몬의 균형이 회

복돼 월경이 순조롭고 자궁근종, 난소낭종 등의 질환이 좋아지
게 된다.

온경탕

온경탕은 흔히 월경을 고르게 한다는 의미에서 조경
탕調經湯이라고도 한다. 주로 자궁과 소화기능이 약
해서 생긴 자궁근종, 난소낭종, 자궁의 부정출혈,
월경과다 또는 무월경 등을 치료하는 데 쓰는 부드러운 처방이다.

자궁근종 여성 중에서도 유난히 신체가 허약하거나 부정출혈이 많은
경우에는 귀출파징탕이나 통경탕, 오적산보다는 온경탕을 많이 처방한
다. 효과가 강한 귀출파징탕을 쓰는 경우에도 월경기간에는 온경탕으로
바꾸어 처방한다.

온경탕에 들어가는 오수유·육계는 찬 기운을 몰아내 경혈을 따뜻하
게 하고, 당귀·천궁·백작약은 혈액을 만드는 한편 혈액순환을 도와
어혈을 제거하고 월경을 고르게 한다. 또 반하·생강·감초는 인삼과
더불어 소화기를 튼튼하게 만들고 어혈을 제거해 월경을 순조롭게 만드
는 효능이 있다.

보중익기탕 합 대칠기탕

면역기능을 증강시키는 최고의 처방이 보중익기탕이다. 흔히 기가 허
약해서 피곤하고 식욕이 없을 때 보약으로 많이 쓴다. 인삼과 황기가 만
나 보기작용이 강해지고, 인삼과 당귀가 만나 입맛을 돋우고 소화기능
을 상승시키기 때문이다. 만성피로 외에 팔다리조차 움직이기 싫은 수
족권태, 땀이 저절로 흐르는 자한증, 간염, 병후 회복 등에 두루 쓴다.

여성질환 중에서는 만성적인 허약체질이나 허약해서 생긴 자궁과 난

소질환에 처방한다. 특히 늘어진 조직에 탄력을 주는 시호 · 승마 같은 약재가 들어 있어 자궁후굴이나 자궁하수에 효과적이다.

대칠기탕의 칠기七氣는 일곱가지 감정 즉, 칠정과 같은 개념이다. 대칠기탕은 칠기로 인한 기체, 즉 기의 소통이 막히는 것을 다스리는 처방이다. 기체로 생기는 증상은 흔히 신경성 질환이라고 부르는 증상들이다. 예를 들어 잘 체하면서 가슴이 답답하고 여기저기가 쑤시고 아프기도 한다.

여성은 특히 감정이 예민해서 칠정 즉 스트레스가 많다. 그래서 자궁근종이나 난소낭종 등의 여성질환을 치료할 때도 기를 보하는 보중익기탕과 기체를 다스리는 대칠기탕이 빠지지 않는다. 환자에 따라 두 가지 처방을 1 : 1로 합방하거나 어느 한쪽을 더 많이 쓰기도 한다.

반지련

옛날부터 독사나 전갈, 벌의 독을 해독하는 데 사용해 온 약재가 반지련이다. 이뇨와 가벼운 설사를 유도해 독소를 배출시키는 것이다. 위암이나 직장암을 치료하는 데도 다른 약재와 배합해서 사용한다.

자궁근종 세포의 증식을 억제하는 효능이 있어 자궁근종 치료에도 많이 쓴다. 자궁근종을 가진 여성들이 임신을 하면 융모막 호르몬HCG으로 인해 자궁근종의 크기가 커질 수 있다. 하지만 반지련이 이러한 반응을 억제한다는 연구결과가 나와 있다. 임상 연구가 더 이루어진다면 한약으로 임신 중 자궁근종의 성장을 억제할 수도 있다.

이뿐만이 아니다. 반지련이 자궁근종의 크기를 증가시키는 데 관여하는 효소의 기능을 억제하고, 종양억제 유전자가 자궁근종의 성장을 억제하도록 만드는 데도 영향을 미친다는 국내외의 연구결과가 있다.

참고로 반지련 외에도 계혈등, 귀전우, 여지 같은 약재가 자궁근종의 증식을 억제하는 데 많이 활용되고 있다.

░░ 7년 만에 한방치료를 받은 경우

교통사고로 친정 부모님이 갑자기 돌아가신 후 정신적인 충격을 받은 윤신자(42세) 씨. 매사에 의욕이 나지 않고, 두통과 어지럼증에 시달리기 시작했다. 갑자기 가슴이 두근거리다가 갑자기 열이 오르기도 하고 감기에 걸린 것처럼 몸이 으슬으슬 춥기도 했다.

하루 이틀도 아니고 이런 증상이 계속 되자 건강검진이라도 한번 받아보라는 남편의 권유로 병원을 찾기에 이르렀다. 각종 검사를 받은 끝에 자궁에 7~8cm나 되는 혹이 있다는 소리를 들었다. 윤씨는 그대로 두면 암이 될지도 모르니 당장 자궁을 적출해야 한다는 의사의 말에 수술날짜를 잡았다.

하지만 막상 수술을 받으려니 자꾸 불안한 데다 혹시나 싶어 다른 병원을 찾았다. 결과는 3~4cm의 혹 두 개가 겹쳐 있는 상태로, 자궁출혈이 심하지 않으면 굳이 자궁을 들어낼 필요가 없다고 했다. 오진으로 인해 하마터면 자궁을 들어낼 뻔했다는 사실에 기가 막힌 윤씨는 병원치료 대신 스스로 건강관리에 신경을 쓰기로 결심했다. 운동을 시작하고 자궁근종에 좋다는 식이요법도 실천했다.

하지만 혹이 조금씩 커지자 자궁근종 진단을 받은 지 7년 만에 한방치료를 결심하고 나를 찾아왔다.

윤씨의 경우에는 하복부 냉증을 보이고 배변 상태가 나쁜 점 외에는 건강 상태가 양호했다. 채식 위주의 식사를 하면서 운동을 꾸준히 하고 있어서 근력, 기본 체력이 좋았다. 온백원으로 냉증을 없애고 자궁근종을 치료하면서 통변을 도와주는 처방을 보강했다. 4개월 정도 치료하자 자궁근종 하나는 초음파상으로 거의 안 보일 정도로 작아지고 나머지도 1.2×2.0cm로 줄었다.

보통 자궁근종을 빨리 발견하더라도 그대로 방치하면 자궁근종이 조금씩 커지고 증상이 심해져서 치료가 어려워진다. 하지만 윤씨의 경우에는 치료를 받지 않는 동안에도 식이요법, 운동 등으로 건강관리를 꾸준히 한 덕분에 보다 쉽게 치료할 수 있었다.

자궁출혈이 심할 때는…

여성의 자궁출혈은 크게 2가지 경우가 있다. 월경주기는 정상이지만 월경량이 지나치게 많은 과다월경과 월경기간이 아닌 시기에 나타나는 부정출혈이 그것이다.

과다월경은 주로 기허, 혈허 또는 담이 많거나 혈열로 혈의 흐름이 너무 활발할 때 나타난다. 이때는 월경량이 많다고 무조건 지혈 위주의 처방만을 쓰면 어혈이 생기기 쉽다. 과다월경의 원인을 찾아서 환자에게 맞는 처방을 해야 한다.

보통 화장실에 갈 때마다 패드를 교체할 정도면 정상적인 월경량으로 본다. 하지만 패드를 교체하기 위해서 일부러 화장실에 자주 가야 할 때는 과다월경이 의심된다. 만약 하루에 대용량 패드를 8개 이상 교체한다면 과다월경이 심한 편으로, 빈혈을 막기 위해 철분제제가 포함된 조혈제를 사용하는 것이 좋다.

과다월경의 원인에 따른 치료방법은 다음과 같다.

기허

평소 체질이 허약하거나 과로한 경우, 질병이 오래되거나 큰 병을 앓은 경우, 음식조절을 잘못 해서 비위, 즉 소화기가 약해졌을 때 생긴다. 이런 이유로 인해서 허해진 기가 회복되지 않으면 충임맥 생식기와 임신에 관련된 경락이 혈을 잘 조절하지 못해 과다월경이 된다.

기허로 인한 과다월경은 월경혈이 맑고 점도가 낮으며 연한 색을 띠는 것이 특징이다. 평소 가슴이 두근거리는 증상이 있거나 늘 피로하고 기력이 없는 경우도 있다.

이럴 때는 보기섭혈補氣攝血·기를 보하고 혈을 거두어 들인다과 승양거함升揚擧陷·양기를 올려주고 쳐진 것을 일으킨다효과가 있는 '거원전', '보중익기탕' 등의 처방을 한다. 허해진 기를 보해주면서 혈을 보충해 주는 것이다.

혈열

음의 기운이 허해서 양의 기운이 우세해도 월경량이 많아지는 것으로, 흔한 편이다. 마음 속에 맺힌 것이 풀리지 않아 화가 되거나 맵고 기름진 음식을 좋아하는 경우, 자궁을 따뜻하게 하는 약을 과다 복용하는 경우에 혈열이 생기기 쉽다.

월경기간이 길어지면서 월경혈이 그리 묽지 않고 붉은색이며 작은 덩어리가 있다. 평소 몸이 마르면서도 화火의 기운이 왕성해 열감을 느낀다. 가슴이 답답하거나 불안하고 입이 마르는 증상이 그것이다. 열증인만큼 소변은 황적색을 띠게 된다.

따라서 혈열을 다스리기 위해 청열양혈淸熱凉血·열을 내리고 혈을 서늘하게 한다처방인 '보음전', '온청음' 등을 주로 쓴다.

담성

담이 많은 담성痰盛일 때도 과다월경이 될 수 있다. 활동량이 적은데도 과식을 하거나 소화기의 대사기능이 떨어져 수분이나 습한 기운이 제대로 순환되지 않아서 탁한 담 기운이 생기는 것이다.

담으로 인한 과다월경은 색이 연한 편이다. 보통 살이 많이 찌고, 가슴이 답답한가 하면 구역질이 나기도 한다. 또 식욕이 없고 가래가 많으며 혀가 희고 지저분하다. 맥은 팽팽하면서도 활발하다. 이런 경우에는 습담을 말리는 '도담당', '이진탕' 등의 처방을 주로 한다.

월경기간이 아닌 시기에 하혈을 하는 부정출혈을 한방에서는 붕루崩漏

라고 한다. 출혈량이 적으면서도 계속 그치지 않는 루하 漏下와 마치 쏟아지듯이 출혈량이 많은 붕중 崩中을 합한 개념이다. 두 가지 증상이 함께 나타나기도 한다. 주로 자궁근종이나 선근종, 자궁내막 증식증, 혈종, 자궁암 등이 있을 때 붕루를 보이게 된다.

따라서 단순히 지혈에만 목적을 두는 것이 아니라 원인이 되는 병을 치료해야 근본적인 치료가 된다. 하지만 치료를 해도 출혈이 심할 때는 자궁근종 적출술 또는 자궁적출술 등을 고려해야 하는 경우도 있다.

자궁의 부정출혈인 붕루를 치료할 때는 색류, 징원, 복구라는 3단계를 거치게 된다. 경우에 따라서는 한두 가지 방법을 동시에 쓰기도 한다. 증상이 심할 때는 증상을 먼저 다스린 다음 증상이 가벼워지면 근본적인 원인을 치료하게 된다.

색류

붕루 치료의 첫 번째 단계는 출혈을 막는 색류塞流이다. 출혈량이 많고 급격한 경우에는 응급상황인 만큼 지혈이 최우선이다. 출혈량이 너무 많아지면 헤모글로빈의 수치가 낮아져 빈혈이 된다. 이때는 빨리 지혈을 시켜 혈을 보존해야 저항력을 높이고 허화 虛火·실제 열이 많아서 화가 생기는 실화가 아니라 음이나 혈이 적어서 화가 생기는 경우 가 상승되는 것을 막을 수 있다.

징원

지혈이 된 뒤에 붕루의 원인을 제거하는 단계가 징원澄源이다. 예를 들어 혈열이 있으면 열을 식혀주면서 보해주고, 허한 것은 따뜻하게 해주면서 혈을 보충해 주어야 한다. 또 기허일 때는 기를 보해주고, 기가 뭉치고 체한 경우에는 기를 소통시키고 뭉친 것을 풀어주게 된다.

TIP

이런 사람에게 월경통이 많다
만약 자신이 다음에 해당된다면 월경통이나 부종, 피부 트러블 등 생리와 관련한 증상이 생기기 쉽다.
□ 체질적으로 약하다.
□ 출산이나 유산으로 생식기의 기능이 약해졌다.
□ 병을 앓은 뒤 기혈이 허약해졌다.
□ 체질상 몸이 차거나 찬 기운에 노출돼 자궁이 냉해졌다.
□ 스트레스를 잘 받아 기가 울체되고 어혈이 생겼다.
□ 골반바지나 배꼽티처럼 배를 차갑게 하는 옷을 자주 입는다.
□ 차가운 음식 또는 음료를 좋아한다.
□ 평소 자세가 구부정하다는 말을 많이 듣는다.

자궁근종으로 인한 심한 자궁출혈

6cm 크기의 자궁근종이 있는 김현정(31세) 씨는 심한 자궁출혈로 자궁적출을 권유받은 후에 한의원을 찾은 환자다. 처음에는 월경기간에 양이 많아 늘 취침용 패드를 사용했는데, 얼마 지나지 않아 월경기간이 아닌 데도 출혈을 하자 안 되겠다 싶어 병원을 찾았다고 했다. 아랫배가 팽팽하고 당기는 듯한 느낌도 있었다.

산부인과 검사 결과 의사는 자궁근종의 크기가 크다며 자궁적출을 권유했다. 다른 병원을 찾아가 상담했지만 마찬가지였다. 하지만 아직 미혼인 김씨는 자궁을 들어내는 것만은 피하고 싶어 한의원을 찾았다. 곧 결혼을 할 생각은 아니지만 그래도 자궁을 보존할 방법이 없는지 묻기에 일단 출혈 증상부터 다스리면서 치료해 보자고 했다.

다시 초음파를 실시한 결과 다행히 6cm 크기의 근종이 아니라 작은 근종이 여러 개 뭉쳐 있었는데, 위치가 자궁내막 근처라 출혈이 심했다. 그래서 월경 예정일 전부터 지혈 효과가 강한 처방을 쓰기 시작해 월경이 끝날 때까지 복용하도록 했다. 월경이 끝난 후에는 자궁기능을 보강하는 한약을 복용하면서 식생활, 운동 등에 신경을 쓰도록 조언했다.

6개월 정도 치료했을 무렵, 과다출혈 증상이 사라지고 자궁근종의 크기도 조금이지만 줄어든 것을 확인했다.

김씨처럼 출혈이 심한 경우에는 출혈을 막는 것과 함께 자궁의 기능을 보강해주는 것이 좋다. 월경을 2~3회 반복하면서 월경주기가 정상이 되고 과다출혈 증상이 사라지는 등 몸의 컨디션이 점차 좋아지면 자궁적출 수술을 막을 수 있다. 수술을 하게 되더라도 회복이 훨씬 빠르다.

복구

붕루 치료의 마지막 단계이다. 이때는 출혈이 그치고 병이 낫는 중이지만 기혈이 아직 회복되지 않은 상태이다. 따라서 음식의 소화와 영양물질의 흡수를 담당하는 소화기를 건강하게 만든 다음 기혈을 보충시키는 것이 중요하다.

심한 월경통에는 원인이 있다

여성이라면 누구나 한번쯤은 겪게 되는 월경통. 매달 크고 작은 월경통으로 고생하면서도 어지간하면 참는 경우가 대부분이다. 월경통을 으레 겪어야 하는 것으로 너무나 당연하게 여기기 때문이다. 그래서 허리가 끊어질 듯한 통증에 시달리면서도 여성 특유의 참을성을 발휘해 미련스러울 정도로 그냥 참거나 약국에서 그때그때 진통제를 사먹으며 넘기기도 한다.

하지만 월경통도 심할 때는 반드시 적절한 치료가 필요하다. 보통 자궁이 지나치게 차거나 어혈이 있는 여성일수록 월경통으로 고생하기 십상이다. 이런 여성들은 자궁근종, 난소낭종 같은 생식기 질환에 걸릴 위험도 그렇지 않은 여성들보다 높다.

월경통뿐만 아니라 월경과 관련해서 나타나는 다른 증상이 있다면 눈에 보이지는 않더라도 몸의 이상신호로 생각해야 한다. 따라서 얼굴이나 다리가 붓는 부종, 얼굴에 뾰루지가 돋는 피부 트러블, 월경주기가 늦어지거나 빨라지는 월경불순 등의 증상이 그것이다. 이때도 보다 적극적으로 대처해야 한다.

그렇다면 월경통을 어떻게 치료하는 것이 좋을까. 흔히 '아이를 낳고 나면 월경통이 없어진다'는 이야기를 하는데 맞는 이야기다. 출산 과정에서 자궁 내의 불순물이 많이 빠져 나가면서 자연스럽게 월경통이 좋아지는 것이다.

한방치료의 원리도 이와 비슷하다. 우선 자궁 안을 깨끗하게 만들어준 다음 아랫배를 따뜻하게 하고 혈액순환을 돕는 한약, 침, 뜸 등의 치료를 하게 된다. 이런 치료를 해주면 당장 통증이 사라지면서 편해지는 것은 물론 자궁근종, 난소난종, 불임 등의 질환을 미리 예방하는 데도 큰 도움이 된다.

흔히 짜증이나 신경질을 내는 사람에게 농담으로 "생리 중이냐?"는 우스갯소리를 한다. 여성들이 생리 즉, 월경을 할 때 평소보다 신경이 예민하고 날카로워지기 때문이다.

사실은 월경기간보다는 월경 전에 이런 경향이 있는데, 생리전 증후군 또는 생리몸살이라고 한다. 월경 예정일로부터 1~2주 전부터 몸살처럼 온몸이 쑤시면서 머리가 아프고, 오한이나 열이 나는 경우도 있다. 몸뿐만이 아니다. 왠지 기분이 우울하고 짜증이 잘 나며 작은 일에도 잔뜩 예민해지게 된다.

한방에서는 기혈이 허약한 데다 풍한, 습담 등에 많이 노출되면 생리전 증후군이 나타나는 것으로 본다. 풍한 風寒은 바람과 찬 기운을, 습담 濕痰은 습한 기운과 비정상적으로 탁한 체액을 말한다. 이런 나쁜 기운이 몸 안에 들어와 기혈의 흐름을 막아버리는 것이다.

따라서 가벼운 생리전 증후군이라면 마음 편하게 휴식을 취하고, 몸을 따뜻하게 해주는 음식을 먹으면 좋아진다. 하지만 심할 때는 기혈순환에 도움을 주는 한약을 처방하는 등의 한방치료를 시도하면 효과가 크다.

◽◽ 자궁선근증으로 생긴 심한 월경통

자궁내막증으로 아이가 잘 생기지 않아 처음 한의원을 찾았던 강민선(38세) 씨. 불임클리닉에서 배란유도제를 맞으면서 시험관아기 시술을 여러 차례 시도했지만 번번이 실패했다. 하지만 자궁을 보하는 한방치료를 병행한 후로 원하는 아기를 가질 수 있었다.

하지만 몇 년 뒤에 자궁선근증으로 다시 나를 찾아왔다. 매달 월경을 할 때마다 월경통이 심해 산부인과에 갔다 자궁선근증이라는 진단을 받았다고 했다. 당장은 특별한 치료를 할 필요가 없지만 지켜보다 나중에 수술이 필요할지 모른다는 말을 들은 터였다.

초음파 검사를 해보니 선근증과 함께 작은 근종이 보였다. 그래서 질과 자궁의 어혈을 치료하기 위해 좌약과 탕약을 처방하고 침구치료를 시작했다. 2개월 정도부터 월경통이 조금 나아지더니 4개월이 될 즈음에는 그토록 끔찍하던 통증이 모두 사라졌다. 강씨는 한 달이면 1주일 넘게 생리전 증후군과 월경통으로 시달리던 때와 비교하면 이제는 월경을 언제 하는지 모를 정도라며 좋아했다.

다시 2개월 더 한약을 복용하도록 한 결과, 자궁 전체에 쌀알같이 퍼져 있던 선근증이 많이 깨끗해진 것을 확인했다. 강씨도 자궁근종의 크기가 줄거나 없어지지는 않았지만 지속적으로 관찰한 결과 더 이상 커지지 않은 것으로 만족하고 치료를 마쳤다.

불임으로 이어지기 쉬운 자궁후굴

자궁은 원래 골반의 가장 중앙에 위치하거나 약간 복부를 향해 앞쪽으로 굽은 모양이다. 이와 반대로 등쪽으로 비스듬하게 자궁이 위치해 있는 경우가 자궁후굴이다. 자궁의 위치는 자궁경부와 체부의 체축에 대한 각도로 나타낸다. 자궁경축이 후방으로 기운 것을 후경, 체축이 후방으로 기운 것을 후굴이다. 2가지가 함께 나타나는 경우가 많아 정확하게는 자궁후경후굴이지만 흔히 자궁후굴이라고 한다.

주로 골반저 근육의 발육이 충분하지 못하거나 출산 후에 몸조리를 못했을 때, 골반내에 염증이 있을 때 자궁후굴이 되기 쉽다.

정작 자신이 자궁후굴이라는 사실을 모르는 여성들이 많다. 하지만 자궁후굴이 되면 정도의 차이는 있지만 대하의 양이 많아지거나 월경 이상, 위장장애 등의 증상이 있다. 머리가 무겁거나 두통, 요통을 느끼기도 한다. 평소 이런 증상이 잦다면 혹시 자궁후굴이 아닌지 봐야 한다.

보통 자궁후굴이라고 해도 양방에서는 임신, 출산에 별 영향을 미치지 않는 것으로 여겨 크게 신경을 쓰지 않는다. 하지만 자궁 주변에 난관염이나 난소염, 골반복막염 등의 염증이 있거나 자궁내막증이 있으면 유착성 자궁후굴이 생겨 불임이 될 수 있다. 실제로 불임 여성들을 치료하다 보면 별 이상이 없고 자궁후굴인 경우가 흔하다.

자궁후굴이 되면 월경기간에 월경혈이 깨끗하게 배출되지 못할 가능성이 크다. 그래서 월경기간에 떨어져 나온 자궁내막이 잔류해 어혈을 만드는 등의 문제를 발생시킬 수 있다.

자궁의 위치가 앞뒤로 이상한 것이 아니라 밑으로 처진 상태는 자궁하수라고 한다. 출산할 때 골반저근육이 절단되거나 이완되었을 때, 발

스트레스 많은 여성일수록 피부 트러블이 많다

월경기간이면 유난히 피부에 뾰루지가 많이 돋아 지저분해지는 여성들도 있다. 미리 예방할 수는 없을까.

보통 스트레스가 많은 여성일수록 피부 트러블이 많은 편이다. 스트레스가 지나치면 기가 잘 흐르지 못하고 뭉쳐서 한자리에 머물러 있게 된다. 또 흐르더라도 아래가 아니라 위로 올라가 머리가 아프고 눈, 어깨도 쉽게 피로해진다. 얼굴에는 여드름과 비슷한 뾰루지가 나게 된다.

하지만 사춘기에 생기는 여드름과는 성격이 다르다. 이때는 뭉친 기운을 풀어주면서 체질에 따른 한약으로 치료하면 효과적이다.

육장애·영양장애·노화 등으로 골반저의 조직이 위축될 때 자궁이 아래로 처지게 된다.

심하면 자궁의 일부분이 질구에서 나와 보이든가 자궁 전체가 질 밖으로 나오는 경우도 있다. 초기에는 별 증상이 없지만 자궁하수가 심해지면 요통, 변비가 생기고 소변을 자주 보며 기력이 없어지기도 한다. 반면 자궁이 하수되어도 월경에는 지장이 없고 질 밖으로 나오지 않는 경우에는 성관계, 임신도 가능하다. 임신이 되면 자궁에 탄력이 생겨 위쪽으로 올라갔다가 출산 후에는 다시 밑으로 내려온다.

특별한 이상이 없는 자궁후굴이나 자궁하수는 보중익기탕으로 자궁과 난소의 기운을 보해주면서 침구치료, 온열치료를 하면 잘 치료된다.

◦◦ 자궁건강은 젊어서부터 미리미리!

대학강사인 류수연(33세) 씨는 4년 전 종합검진에서 처음 자궁근종을 발견했다. 바로 자궁근종을 적출하는 수술을 받았는데 다시 재발해 이번에는 한의원을 찾았다. 결혼을 앞두고 있는 터라 다시 수술을 받고 싶지 않다고 했다.

이야기를 들어보니 류씨는 고등학교 때부터 월경통이 심하고 손발이 차가운 편이었다. 어지럼증도 자주 느꼈다. 하지만 큰 문제로 생각하지는 않은 것이 문제였다. 검사를 해보니 손발과 하복부의 냉증이 심했다. 차가운 기운이 뭉쳐 있으니 자궁이 제 기능을 하지 못하고 후굴이 되는 것은 어쩌면 당연한 일이었다. 초음파 결과 역시 자궁이 후굴돼 있고, 자궁내막에 가까운 위치에 자궁근종이 있어서 더 커지면 출혈이 심해질 수 있는 상태였다. 또 스트레스 검사 결과, 직장에서 받는 스트레스는 물론 결혼을 앞두고 걱정이 많았다.

일단 그동안 몸 안에 쌓인 차가운 기운을 몰아내고 자궁의 기능을 정상화시키는 치료가 필요했다. 체질적으로 소화기능이 약하고 체력이 약하기는 해도 아직 나이가 젊어 회복이 빠를 듯했다.

자궁후굴은 침구치료와 함께 자궁기능을 돕고 따뜻하게 해주는 한약을 처방했더니 5개월 후에는 정상 위치를 되찾았다. 자궁근종의 크기도 반 이하로 줄어서 수술을 하지 않아도 좋은 상태가 됐다. 물론 심한 월경통도 언제 그랬냐 싶게 사라졌다.

류씨처럼 아직 젊고 미혼인 여성 중에도 의외로 건강에 문제가 있는 경우가 많다. 따라서 자궁건강을 위해서는 월경통이나 냉증 등 작은 이상신호라도 미리미리 체크하는 것이 좋다.

05

자궁
근종의
적

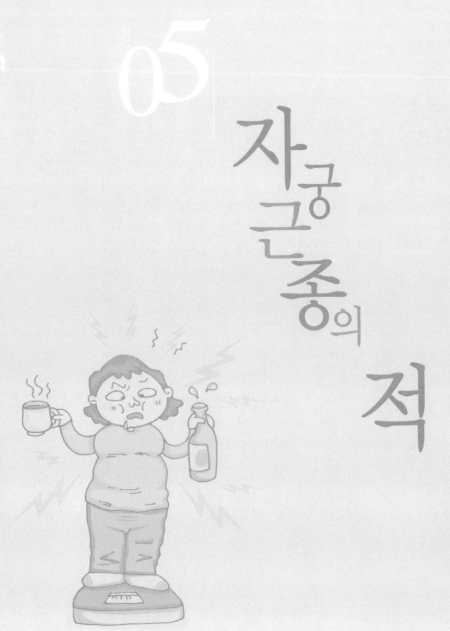

호르몬 시스템을 교란시키는 환경호르몬

인간이 편리한 생활을 위해 만들어 낸 각종 화학물질에는 수많은 성분이 들어 있다. 이 중에는 몸 안에서 저절로 분비되는 것과 비슷한 역할을 하는 환경호르몬도 포함된다.

예를 들어 매년 여름이면 파리나 모기를 잡기 위해 뿌리는 스프레이 살충제, 방향제, 공기청정제, 농작물을 재배하면서 사용하는 살충제에도 환경호르몬 성분이 들어 있다. 뿐만이 아니다. 플라스틱이나 샴푸·비누 등의 세제, 접착제, 자동차 배기가스, 솔벤트 등에도 환경호르몬 성분이 많다. 심지어는 호르몬 대치요법에 사용되는 합성 에스트로겐 같은 의약품도 예외가 아니다.

환경호르몬이 몸 안에 들어오면 어떤 영향을 미칠까. 자연 분비되는 에스트로겐과 비슷한 구조를 가지고 있어서 이와 비슷한 기능을 하거나 아니면 정상적인 기능을 방해 또는 차단하는 역할을 하게 된다. 이런 특징 때문에 환경호르몬을 '외부에서 비롯되는 에스트로겐'이라는 의미에서 '제노 에스트로겐'으로 부르기도 한다. 제노 에스트로겐이 자연 분비되는 호르몬의 활동을 방해하면 월경 이상이나 생리전 증후군, 자궁근종, 유방 섬유종, 자궁경부 형성 장애 등의 문제를 일으킬 수 있다.

환경호르몬이 심각한 문제가 되는 것은 자연 분해되지 않고 계속 남아 있다는 점 때문이다. 토양에 농축된 환경호르몬을 흡수한 동물 또는 식물을 통해 먹이사슬의 가장 위쪽에 위치한 인간의 몸에 가장 많은 양이 쌓이게 된다. 차곡차곡 쌓인 환경호르몬은 수용성이 아니고 지용성이다 보니 지방질에 깊숙이 자리 잡고 있다가 영향을 미치게 된다.

쉽게 분해되지 않는 만큼 오랜 시간이 지나도 환경호르몬으로부터 자유로울 수 없다. 1940년대에 시판돼 전 세계적으로 쓰인 살충제인 DDT가 좋은 예다. 살충효과가 뛰어난 DDT는 관련 연구가 1948년에는 노벨상을 받기도 했다.

하지만 벌레나 균만을 죽이는 것이 아니라 환경호르몬으로 작용한다는 사실이 밝혀지기 시작했는데, 실제로 DDT가 미국에서 사용이 금지된 것은 그로부터 20년이나 지난 시기였다. 우리나라에서는 1976년에 생산을 금지시켰다. 이처럼 이미 사용이 중단되었더라도 DDT처럼 오래 사용된 환경호르몬은 우리 토양에 남아서 수 십 년 이상 영향을 미친다.

합성 에스트로겐인 DES라는 약물도 마찬가지다. 1970년대에 유산방지제로 산모들에게 사용됐던 이 약은 DES를 사용한 산모의 자녀들에게 특이한 종류의 질암에 걸릴 위험을 높이는 것으로 드러났다. 만약 특이한 질암이 아니었더라면 DES와 질암의 관련성은 영원히 밝혀지지 않았을지도 모른다.

매일매일 수많은 화학제품에 둘러싸여 살고 있어서 어쩌면 안전불감증에 빠질 수도 있다. 하지만 손쉽게 사용하는 화학물질이 지금 당장은 아니더라도 나중에는 해가 될 수 있다는 사실을 알아야 한다. DDT가 시판될 당시 이 화학제품은 벌레만을 죽일 뿐 인간에게는 아무런 해가 없다고 했고, DES 역시 산모에게 절대로 해를 끼치지 않는다고 선전하던 제품이었다. 그동안 환경호르몬에 무방비 상태로 노출되면서 야생동물의 생식기 이상은 물론 남성의 정자수 감소, 여성의 생식기 질환 증가

TIP

이런 것들은 자궁근종에 나빠요

여성들이 매일매일 사용하는 물건 중에서도 자궁근종에 나쁜 영향을 미치는 것들이 의외로 많다.

- 환경호르몬의 염려가 큰 각종 플라스틱 제품➡음식 보관은 플라스틱보다는 유리나 사기그릇에 하는 게 좋다.
- 알루미늄이나 금속 용기➡통조림이나 캔 음료는 줄이고, 개봉하면 빨리 먹는다.
- 화학조미료·여러 가지 첨가물이 들어간 인스턴트식품, 가공식품, 패스트푸드➡자연식으로 바꾼다.
- 유제품이나 커피, 육류, 술➡가능하면 적게 섭취하는 것이 좋다.
- 매니큐어나 아세톤➡쓰지 않는 게 좋다.
- 나일론 같은 화학섬유➡면 같은 천연섬유로 바꾼다.

같은 현상이 이미 나타나고 있다.

다른 호르몬과 마찬가지로 여성호르몬인 에스트로겐이 제 기능을 하기 위해서는 세포의 수용체receptors와 결합을 해야 한다. 이 결합을 통해서 생성된 단백질 신호가 우리 몸의 발달과 성장, 생식 등에 관여한다.

그런데 몸 안에 제노 에스트로겐이 있으면 정상적인 에스트로겐이 수용체와 결합하는 것을 방해한다. 대신 자연 분비된 에스트로겐과 비슷한 구조라는 점을 이용해 수용체와 결합해 버린다.

그 후에는 어떤 변화가 생길까. 식물에서 비롯되는 식물성 에스트로겐이 수용체와 결합할 경우에는 체내에서 분비된 에스트로겐의 경우보다 반응이 약하다. 이런 성질을 이용해서 에스트로겐 우세 현상에 영향을 받는 자궁근종처럼 호르몬 관련 질환이 있는 여성에게 식물성 에스트로겐이 풍부한 식품을 섭취하도록 권하기도 한다. 에스트로겐의 작용을 떨어뜨리기 위해서다.

반대로 합성 에스트로겐인 DES는 보다 강력한 반응을 가져오는 것으로 알려져 있다. 그래서 자녀까지도 질암 등의 여성 생식기 질환에 걸릴 위험에 노출된다.

지방 섭취량이 많아도 해롭다

우리가 섭취하는 지방은 크게 육류에 많은 포화지방산과 해산물, 생선 등에 많은 불포화지방산으로 나뉜다. 이 중 불포화지방산은 다시 단일 불포화지방산과 다중 불포화지방산으로 나뉘는데, 흔히 말하는 오메가-6, 오메가-3, 트랜스 지방 등이 다중 불포화지방산에 속한다. 이 종류

중에서 적게 섭취해야 하는 것은 바로 포화지방산과 트랜스 지방이다.

포화지방산이 많은 식품

포화지방산 즉 육류의 지방은 여러 가지 독소와 잉여 호르몬이 녹아 있는 부분이다. 이것을 섭취하면 콜레스테롤 수치가 높아지고, 콜레스테롤은 에스트로겐으로 전환되므로 결과적으로는 에스트로겐 수치가 높아지게 된다. 또 지나친 포화지방산 섭취는 간에도 부담을 주어 과다한 에스트로겐을 조절하지 못한다.

나물 위주의 반찬이 많던 예전 밥상과 비교하면 요즘은 동물성 지방 위주로 변했다. 이런 서구식 식생활은 자궁근종의 발병률을 늘리는 한 원인이 되고 있다. 뿐만 아니라 자궁근종을 악화시키고 과다출혈 증상도 심해질 수 있다.

따라서 고기를 먹더라도 가능한 지방이 없는 부위를 선택하거나 닭고기의 껍질을 벗기는 식으로 지방을 제거한 다음 조리한다. 가능하면 붉은색 육류는 적게 먹는 것이 좋다. 붉은색 육류를 많이 섭취하는 사람일수록 결장암이나 직장암 발병률이 높다는 연구결과도 나와 있다.

조리법에도 신경을 쓰는 것이 좋다. 굽고 튀기는 것보다 푹 삶거나 찌는 방법이 지방을 제거하는 데 효과적이다. 치킨이나 피자, 햄버거보다는 보쌈, 백숙 등으로 먹는 것이 낫다는 이야기다.

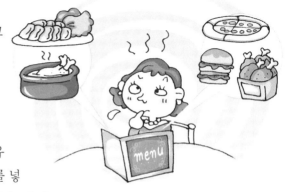

맛을 내기 위해 버터나 크림, 치즈, 식용유를 사용하는 것도 삼간다. 대신 마늘, 양파를 넣고 올리브 오일을 조금만 이용하는 것이 좋다. 올리브 오일은 콜레스테롤 수치를 높이지 않는 단일 불포화지방산이다.

트랜스 지방이 많은 식품

그렇다면 식물성 지방은 안전한 것일까. 흔히 식물성 지방은 무조건 안전한 것으로 아는 경우가 많다. 하지만 그렇지는 않다. 액체 상태의 식물성 기름을 마가린이나 쇼트닝 같은 고체로 만드는 과정에서 트랜스 지방이라는 새로운 형태의 물질이 생긴다.

식물성 기름으로 튀긴 음식을 만들 때도 트랜스 지방이 발생한다. 트랜스 지방은 쉽게 산화되는 것이 특징이다. 때문에 항산화물질을 많이 소모시켜 우리 몸의 면역력을 떨어뜨린다.

아라키돈산이 많은 유제품

자궁근육을 수축시키는 프로스타글란딘을 만드는 데 사용되는 지방산이 아라키돈산이다. 프로스타글란딘이 많아지면 골반의 통증이나 월경통, 감염증이 생길 위험이 높아진다. 아라키돈산이 많은 유제품을 먹지 않은 채 1~2회 정도 월경주기를 거치면 전보다 통증이 반 또는 3분의 1 정도가 줄어든다는 연구결과도 있다.

유제품에는 포화지방산도 많이 들어 있어서 에스트로겐 수치를 지나치게 높일 수 있다. 한 연구에 따르면 저지방식을 하면서 섬유소를 충분히 섭취하는 채식 여성은 남는 에스트로겐이 잘 배출돼 고지방식을 하는 여성보다 에스트로겐 수치가 50% 가까이 낮은 것으로 드러났다. 고지방식을 하면 에스트로겐 수치가 지나치게 높아 자궁근종을 악화시킨다.

유제품이 가축을 사육하는 과정에서 남용된 항생제, 호르몬제로부터 안전하지 못하다는 것도 문제. 미국의 경우 우유 생산량을 늘리기 위해

젖소 중 3분의 1가량에 성장호르몬을 주입한다고 한다. 그런데 이 호르몬은 자궁근종의 성장을 촉진하는 물질을 만들어낼 뿐만 아니라 전립선암, 유방암 발병 위험까지 높이는 것으로 알려져 있다.

따라서 자궁근종인 여성의 경우에는 치즈나 요구르트, 우유 같은 유제품을 삼가는 것이 좋다. 칼슘 부족이 걱정이라면 다양한 콩류, 참깨, 닭이나 생선뼈로 낸 국물, 녹색 채소 등에 풍부하다.

소금과 설탕도 지나치면 독

음식의 간을 맞추기 위해 빠지지 않는 것이 소금이다. 하지만 자궁근종이 있는 여성은 소금 섭취를 제한하는 것이 좋다. 소금을 많이 섭취하면 몸이 붓고 수분이 정체된다. 특히 생리전 증후군이 있는 여성에게 이런 증상이 심하게 나타난다. 짜게 먹으면 혈압이 높아지고, 폐경기 여성이라면 골다공증의 위험이 높아진다.

특히 가공식품이나 냉동식품, 통조림, 과자 등에는 생각보다 많은 소금이 들어간다. 샐러드에 뿌려 먹는 드레싱, 케첩도 마찬가지다. 햄버거나 핫도그, 피자 같은 패스트푸드도 지나치게 짜고 포화지방산이 많다.

따라서 자궁근종이나 성인병이 걱정된다면 국물 음식이나 다른 요리에 넣는 소금을 조금씩 줄이는 것이 좋다. 통조림이나 가공식품, 냉동식품, 패스트푸드는 아예 식단에서 제외시키되, 통조림을 쓸 때는 라벨에서 'sodium' 이라는 부분을 보면 들어간 소금의 양을 알 수 있다.

설탕, 즉 당분도 지나치면 안 된다. 흔히 설탕이 많은 식품 하면 케이크나 아이스크림 정도를 떠올리기 쉽다. 그래서 이런 음식을 좋아하지 않는다면 설탕을 많이 섭취하지 않는 것으로 여기게 된다. 하지만 설탕은 좋아하는 음료수나 인스턴트식품은 물론 탄수화물 식품 속에도 많다.

당분을 지나치게 섭취하면 인슐린 수치가 높아지는데, 인슐린이 많으면 에스트로겐과 결합하는 성호르몬 결합 글로불린이라는 물질이 줄어든다. 그래서 인슐린 수치가 높아지면 더 많은 에스트로겐이 혈관을 타고 몸속에 돌아다니게 된다. 또 체중이 늘어나고, 체중이 늘면 체지방이 늘어나면서 에스트로겐 수치도 높아진다.

단것을 좋아하는 사람들은 흔히 짜증을 잘 내고 불안해하는 특징이 있다. 지나친 당분으로 인해 비타민 B군과 미네랄이 부족해지면 근육이 쉽게 긴장되고 짜증, 불안감도 심해진다. 특히 비타민 B의 부족은 에스트로겐을 비롯해 지방을 대사시키는 간의 기능을 방해한다.

그럼에도 불구하고 여성들 중에는 단 음식으로 긴장이나 스트레스를 푸는 경우가 많다. 탄수화물이나 과일 등으로 적당한 당분을 섭취하는 것은 중요하다. 하지만 과체중인 경우에는 지나치게 많은 당분을 섭취하고 있을 가능성이 크므로 식생활을 체크해봐야 한다.

이런 요인도 자궁근종에 악영향

과음이나 과체중, 스트레스 등 다른 질병의 위험을 높이는 요인들은 자궁근종에도 예외 없이 나쁘게 작용한다.

과음
얼핏 들으면 의아하겠지만 술을 좋아해도 자궁근종이 악화될 수 있다. 우선 술이 간에 부담을 준다는 사실을 모르는 사람은 없다. 그런데 간은 과다한 에스트로겐을 조절하고, 제노 에스트로겐의 독성을 해독시켜 자궁근종이 악화되지 않도록 해준다. 술을 자주, 많이 마셔서 간이 피로해지면 당연히 이런 역할을 하지 못한다.

둘째, 과다한 음주로 인해 무배란이 나타나거나 에스트로겐 수치가 올라갈 수 있다. 에스트로겐 수치가 높아지면 예민한 여성의 경우에는 월경 과다, 심한 월경통을 호소하거나 몸이 붓기도 한다. 에스트로겐이 몸에 수분, 염분이 정체되도록 하기 때문이다. 이런 반응은 자궁근종에 도움이 되지 않는다.

셋째, 술이 탄수화물 대사에 장애를 일으키면 비타민 B군, 마그네슘 같은 미네랄이 부족해진다. 이렇게 되면 월경기간에 피로가 심하고 기분이 저하된다. 특히 근육의 긴장도를 조절하는 데 필요한 미네랄이 부족할 때는 월경기간에 근육경련이 심해진다.

이 외에도 자궁근종으로 인해서 통증이나 피로, 출혈 등의 증상이 있는 여성이라면 음주로 인해서 증상이 더 심해질 수 있다. 예를 들어 생리전 증후군이 심한 여성이 술을 마시면 기분변화가 심해지고 짜증, 피로가 심해지기도 한다. 따라서 자궁근종이 있는 여성은 아예 술을 끊거나 적은 양만 먹는 것이 좋다. 자궁근종이 있더라도 증상이 전혀 없다면 가끔 술을 즐기는 정도는 괜찮다. 물론 평소 건강한 식생활을 하고 있는 경우에 해당되는 이야기다.

과체중

하버드 의대의 연구결과에 의하면 18세 이후 체중이 증가한 여성들에게 자궁근종 발생률이 높았다고 한다. 일본에서는 특히 어떤 부위에 과다 체지방이 영향을 미치는지에 대한 연구결과가 나오기도 했다. 이에 따르면 허벅지, 엉덩이보다는 복부에 지방이 많을 때 자궁근종이 생기기 쉽다. 허리와 엉덩이의 비율은 0.8 이상일 때 위험성이 높았다.

과체중인 여성은 표준체중인 여성보다 남아도는 지방이 많다. 남는 지방은 남성호르몬인 안드로겐으로 전환되었다가 다시 에스트로겐이 된다. 에스트로겐 수치가 너무 높으면 그만큼 자궁근종이 잘 생긴다.

그렇다고 과체중이면 모두 자궁근종이 생긴다고 말할 수는 없다. 자궁근종이 있는 모든 여성이 과체중은 아니기 때문이다. 하지만 체중이 과다하고, 특히 복부에 지방이 많다면 체중조절이 필요하다. 체중을 7~8kg 정도 줄인 여성의 자궁근종 크기가 작아졌다는 발표도 있다.

무리가 되지 않는 범위에서 칼로리 섭취를 줄이고 적당한 운동부터 시작하면 된다. 꼭 과체중이 아니더라도 건강하지 못한 생활을 하고 있는 경우도 마찬가지다. 몇 개월 꾸준히 실천하면 자궁근종이 크게 개선되지 않는다고 해도 생활에 활력이 생기고 피로감이 줄어든다. 또 자궁근종으로 전전긍긍하며 걱정하는 시간을 줄이는 데도 도움이 된다.

스트레스

정서적으로 예민한 여성들은 피할 수 없는 스트레스를 많이 받는다. 지나친 스트레스는 직접 또는 간접적으로 많은 질병을 부른다. 우선 스트레스를 받으면 부신에서 스트레스 호르몬으로 불리는 '코르티솔'이 많이 분비돼 면역기능이 저하되고, 호르몬 시스템에 나쁜 영향을 준다.

만약 이미 자궁근종이 있는 여성이라면 스트레스로 인해 에스트로겐과 프로게스테론의 균형이 깨지고, 부신에 무리를 주어 전체적인 호르몬 시스템에 이상이 생긴다. 실제로 자궁근종의 크기도 스트레스가 많을 때 커진다고 한다.

자궁근종이 있는 여성들은 평소에 가지고 있는 스트레스와 함께 자궁근종이라는 질환 때문에 느끼는 스트레스도 의외로 크다. 특히 자궁근종으로 인해 아기를 갖지 못하는 불임 여성들은 더욱 심하다. 이처럼 스트레스가 심하면 피로를 쉽게 느끼고 면역력이 떨어져 각종 질병에 쉽게 노출된다. 스트레스가 심할 때 몸 안에 저장되어 있는 독성물질이 영향을 미친다는 연구결과도 나와 있다.

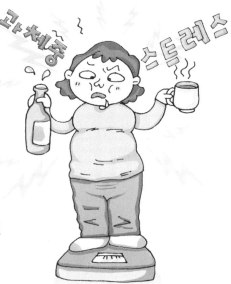

흔히 스트레스가 쌓이면 어떤 방식으로든 스트레스를 해소하려고 하게 된다. 이때 폭식을 하거나 단 음식, 술을 마시는 등의 방법으로 스트레스를 풀려고 하면 자궁근종에 나쁜 영향을 줄 수 있다.

카페인

커피를 마시면 카페인의 각성효과 때문에 피로가 덜하고 정신집중이 잘 되는 느낌이 있다. 그래서 하루에도 몇 잔씩 마시는 여성들이 많다. 하지만 커피 외에도 음료수나 초콜릿, 진통제 등에 들어 있는 카페인을 많이 섭취하면 불안감, 짜증, 갑작스러운 기분 변화를 경험하게 된다. 평소 생리전 증후군을 가지고 있는 여성이라면 증상이 더욱 심해진다.

또 과음을 하는 경우와 마찬가지로 비타민 B군과 미네랄을 부족하게 만든다. 이들 영양소가 부족하면 탄수화물 대사와 간의 기능을 떨어뜨려 자궁근종으로 인한 통증, 복통, 출혈 같은 증상이 전보다 더 심해지기도 한다.

만약 식사 후에 습관적으로 커피를 즐기는 여성이라면 철분 흡수율이 떨어진다. 따라서 자궁근종으로 인한 과다출혈이나 그로 인해 빈혈이 있는 경우에는 삼가는 것이 좋다.

06

이렇게 하면

건강한

자궁

생활습관 바꿔야 자궁을 지킨다

평소의 식생활이나 적당한 운동 등의 생활습관을 바꾸면 자궁근종으로 인한 여러 가지 증상이 가벼워지거나 또는 자궁근종의 크기가 줄어들 수 있을까. 자궁근종을 가지고 있는 여성들이 가장 궁금해 하는 부분 중의 하나다.

아쉽게도 생활습관을 바꾸었을 때 자궁근종에 어떤 영향을 미치는지에 대한 체계적인 연구가 크게 부족하다. 그렇지만 자궁은 물론 전신의 건강에 도움이 되는 생활습관으로 바꾸는 경우에는 아무런 노력을 하지 않는 여성들보다 훨씬 건강하게 생활할 수 있다.

따라서 갑자기 자궁근종이라는 진단을 받더라도 도대체 왜 내 몸에서 이런 변화가 생겼는지부터 알아야 한다. 자궁근종 하면 무조건 빨리 제거해야 되는 대상으로 조급하게 생각하기보다는 자궁근종이 생기게 하는 요소들을 먼저 체크해야 된다는 이야기다.

그런 다음에는 자궁에 해로운 요소들을 멀리 하는 식습관으로 바꾸고 꾸준한 운동을 하는 등의 노력으로 스스로 건강한 자궁을 만들어가야 한다. 부득이하게 수술을 하더라도 수술 후에 어떻게 생활습관을 바꿔야 재발의 걱정 없이 건강한 자궁을 지킬 수 있는지 충분히 알아두는 것이 바람직하다. 경우에 따라서는 수술 후에도 자궁근종이 다시 재발하거나 증상이 크게 나아지지 않는 경우도 있다.

생명을 잉태하는 건강한 자궁에서 자궁근종이 생기기까지는 호르몬의 불균형 같은 문제가 분명히 있기 마련이다. 생활습관의 변화를 통해서 이런 몸의 불균형을 바로잡는 데는 어느 정도 시간이 걸린다. 하지만 쉽게 수술을 결정하는 것보다는 훨씬 더 근본적인 방법이다. 그리고 돈도 들지 않는다!

자궁근종에 좋은 식품 BEST 3

TIP

**자궁근종 여성이
식생활을 바꾸면…**

1. 자궁근종의 증상이 가벼워질 수도 있다.
2. 자궁근종이 더 이상 악화되지 않는다.
3. 자궁은 물론 전신의 건강 상태가 좋아진다.
4. 몸에 활력이 생기고 심리적으로도 안정된다.
5. 수술을 하더라도 재발을 막는 데 도움이 된다.

어떤 방법으로 자궁근종을 치료하든 식생활에 신경을 쓰는 것이 좋다. 어떤 식생활을 하느냐에 따라 과다한 에스트로겐을 보다 작용이 약한 다른 에스트로겐의 형태로 바꿔서 우리 몸 밖으로 배출시키는 간의 활동을 도울 수도, 반대로 방해할 수도 있기 때문이다.

예를 들어 콩에 들어 있는 식물성 에스트로겐을 적절하게 섭취하면 몸 안에서 생산되는 에스트로겐의 양이 줄어들고, 에스트로겐 호르몬이 수용체와 결합하는 것을 막을 수 있다. 식물성 에스트로겐은 우리 몸에서 자연 분비되는 에스트로겐과 비슷한 분자 구조를 가지고 있어서 자연 분비되는 호르몬 대신 수용체를 차지해 버린다. 그렇게 되면 에스트로겐이 수용체에 결합을 하지 못해 제 기능을 못하게 된다. 자궁근종이 있는 여성의 경우에는 이런 식물성 에스트로겐의 작용으로 인해 자궁근종이 더 악화되지 않는 것이다.

하지만 식물성 에스트로겐도 너무 지나치게 많아서는 안 된다. 식물성 에스트로겐을 과다하게 섭취하다가는 결국 에스트로겐 과다 상태가 될 수 있고, 고른 영양 섭취라는 면에서도 피해야 한다.

식물성 에스트로겐이 많은 식품 외에 신선한 과일이나 채소, 도정을 적게 한 현미처럼 섬유질이 풍부한 식품도 과다한 에스트로겐이 몸 밖으로 배출되도록 돕는 것으로 알려져 있다.

또 식생활에 신경을 쓰면 주로 월경주기 후반기에 더 심해지는 자궁근종의 증상이 더 가벼워지고, 전반적인 신체적 · 정신적인 건강상태가 개선되는 만큼 면역력이 높아져 감염 위험도 줄어든다.

식물성 여성호르몬이 풍부한 콩

자궁근종의 증상을 완화시키는 데 빼놓을 수 없는 식품이 바로 콩과 콩으로 만든 두부, 된장, 청국장 같은 콩 제품이다. 콩에는 새로운 혈관의 생성을 막는 역할을 하는 성분이 있기 때문이다. 자궁근종도 새로운 혈관이 만들어지지 않는다면 더 진행이 되지 않고, 새 혈관이 없으면 출혈을 줄이는 데도 도움이 된다.

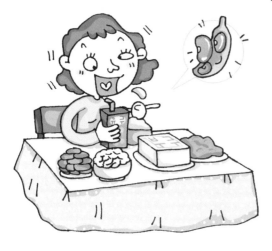

콩은 에스트로겐 수치를 조절하는 데도 도움을 준다. 콩 속에 들어 있는 이소플라본은 에스트로겐과 비슷한 구조를 가지고 있는데, 몸 안에서 에스트로겐보다는 훨씬 약하게 작용한다. 보통 합성 에스트로겐의 5만분의 1 정도에 해당되는 작용을 한다. 따라서 이소플라본이 많은 콩을 섭취하면 저절로 분비되는 에스트로겐 대신 수용체를 차지해 자궁이나 가슴 등 민감한 조직에 보다 약하게 작용한다. 또 이소플라본이 에스트로겐 생산을 직접 방해하기도 한다. 반대로 폐경 이후 에스트로겐 분비가 심하게 줄어드는 시기에는 이소플라본이 에스트로겐 효과로 뼈나 심장, 질 등의 기관에 도움을 준다.

자궁근종으로 인한 과다출혈 증상이 있는 여성에게도 콩만큼 좋은 식품이 드물다. 과다출혈로 철분이 부족해지면 빈혈로 고생하게 되는데, 콩에는 식물성 단백질은 물론 칼슘과 마그네슘, 칼륨, 철 등의 미네랄이 고루 들어 있다. 섬유질이 풍부해서 장을 깨끗하게 만들어 주고 콜레스테롤 수치를 낮춰주므로 고혈압, 당뇨병 같은 성인병을 예방하는 데도 좋다.

자궁근종이 있는 여성이라면 오늘부터라도 콩을 열심히 먹기를 권한다. 노란 콩이나 검은콩, 강낭콩 등의 여러 가지 콩이나 두부, 두유 같은 콩 제품을 포함해 매일 25~50g 정도의 콩을 섭취하는 것이 좋다. 참고로 두유 4잔에는 30g 정도의 콩이 들어 있다.

이때 폐경 후 호르몬 요법을 받고 있는 자궁근종 여성이라면 콩이나 다른 식물성 에스트로겐을 다량 섭취하는 것이 어떤 영향을 미칠지 모르는 만큼 주치의와 상의를 하는 것이 좋다.

필수지방산의 보고인 씨앗 · 견과류

견과류에는 2가지 필수지방산이 들어 있다. 리놀레산과 리놀렌산이 그것이다. 이들 필수지방산은 성인병을 만드는 포화지방산과는 달리 월경주기 중반에 배란이 일어날 수 있도록 돕는 유익한 작용을 한다. 배란이 일어나면 프로게스테론이 만들어지고, 이 프로게스테론이 자궁근종의 성장을 막는다.

필수지방산은 또 우리 몸에 좋은 제1형 프로스타글란딘이 만들어지는 데 필요한 재료로 쓰인다. 프로스타글란딘은 항감염 효과가 있는 화학물질이다. 자궁과 관련해서는 근육이나 혈관의 긴장을 이완시키고 자궁내막 내의 감염을 막아주므로 골반 통증 같은 증상이 크게 줄어든다.

몸 안에서 만들어지지 않는 필수지방산은 식품을 통해 섭취해야 하는데, 주로 씨앗과 견과류에 많다. 호박씨에는 리놀레산과 리놀렌산이 모두 들어 있고, 참깨와 해바라기씨는 리놀레산만이 들어 있다. 만약 자궁근종으로 통증이 있는 여성이라면 비타민 B군·E가 풍부한 잣이나 호두, 땅콩 등이 좋다. 스트레스에 대항할 힘을 주기 때문이다.

대부분의 씨앗과 견과류에는 마그네슘, 칼슘, 칼륨 등 여성에게 필요한 미네랄이 풍부하다. 하지만 의외로 칼로리가 높아 소량만 섭취해야 한다. 먹을 때는 소금을 치거나 조리하지 않은 상태로 바로 껍질을 까서 먹는 것이 가장 좋고, 이미 껍질을 벗긴 상태로 샀다면 지방 성분이 변하지 않도록 냉장 보관한다. 이들 식품으로 만든 기름도 산화되기 쉬우므로 빛이나 열, 공기에 노출되지 않도록 보관해야 한다.

필수지방산이 풍부한 씨앗과 견과류가 좋다고 해서 많이 먹어도 별로 효과가 없는 경우도 있다. 예를 들어 콜레스테롤을 많이 섭취하거나 술을 많이 마시는 경우에는 필수지방산을 제1형 프로스타글란딘으로 전환시키기가 어렵다.

참고로 자궁을 수축시켜서 생리통을 악화시키는 것은 제2형 프로스타글란딘이다. 쇠고기나 돼지고기 같은 붉은색 고기, 유제품에 많은 아라키돈산으로 만들어지는 제2형 프로스타글란딘은 심한 월경통을 만들거나 자궁내의 염증을 악화시킬 수 있다.

섬유질이 많은 통곡류와 채소·과일

최근의 연구결과에 의하면 하루 15~30g의 섬유질을 섭취하면 혈중 에스트로겐 수치를 낮출 수 있는 것으로 드러났다. 섬유질이 남는 에스트로겐과 결합해 장을 통해 몸 밖으로 배출시키기 때문이다. 에스트로겐 외에도 남는 지방이나 콜레스테롤 등의 여러 가지 노폐물을 몸 밖으로 빨리 배출시키는 것이 섬유질의 역할이다.

자궁근종이 있는 여성의 50% 정도는 변비를 경험한다고 한다. 만약 변비로 인해서 노폐물이 제때 배출되지 못하고 오래 머무르면 독소가 쌓이는데, 그 중 일부는 내장벽을 통해서 다시 몸에 흡수돼 버린다. 하지만 섬유질을 충분히 섭취하면 장운동이 활발해져서 쾌변이 가능하다.

섬유질을 섭취해 수분이 많이 함유된 대변을 배출시키면 자궁근종으로 인한 출혈 증상을 줄이는 데도 도움이 된다. 또 몸 안의 과다한 수분을 제거하는 데도 좋다. 섬유질이 풍부한 식품은 다음과 같다.

통곡류 | 현미나 통밀, 메밀, 기장, 귀리 등 도정을 하지 않은 곡류에는 섬유질이 풍부하다. 정제하지 않은 곡류 위주로 저지방 고섬유질 식단을 한 여성들이 그렇지 않은 경우보다 에스트로겐 수치가 더 낮다는 연구결과도 나와 있다.

이들 곡류에는 소화가 잘 되는 식물성 단백질이 많고, 미량영양소인 비타민이나 미네랄도 고루 들어 있다. 특히 간과 난소에 영양을 미쳐 호르몬의 균형을 맞추고 과다한 에스트로겐을 배출시키는 비타민 B·E가 많다. 마그네슘은 신경근육의 긴장을 줄여 월경통 같은 통증을 개선시키고, 칼슘은 근육의 수축을 풀어주며, 칼륨은 이뇨 작용으로 부종을 막아준다.

하지만 자궁근종의 증상이 심한 여성은 통밀, 통밀가루는 물론 흰 밀가루도 먹지 않는 것이 좋다. 밀에 들어 있는 단백질인 글루텐은 소화기가 약한 경우에는 소화가 어렵고 알레르기를 일으킬 수 있기 때문이다. 실제로 생리전 증후군이 있거나 자궁근종으로 인해 증상이 있는 여성 중에는 밀가루 음식을 섭취하면 피로, 우울증, 부종, 변비, 설사, 월경통 등의 증상이 심해지는 경우가 많다. 이때는 현미나 기장 등 다른 곡류를 먹도록 한다.

채소 | 칼로리를 내는 영양소는 적지만 우리 몸에 꼭 필요한 미량영양소인 비타민, 미네랄이 풍부한 채소를 충분히 섭취하면 자궁근종의 증상을 다스리는 데 도움이 된다. 칼슘이나 마그네슘, 칼륨 등의 성분이 발작적으로 일어나는 경련 증상을 막아주고 월경통이 심하거나 짜증이 날 때는 마음을 진정시켜 주는 효과를 발휘한다. 칼륨이 풍부한 채소의 경우에는 수분이 정체되거나 부종을 막아 과다출혈과 관련된 증상을 완화시켜 준다. 이런 미네랄은 시금치나 겨자잎, 근대, 브로콜리, 케일, 완두콩 등 대부분의 채소와 고구마, 감자에도 많이 있다.

대부분의 채소에는 비타민 C도 풍부하다. 비타민 C는 모세혈관을 튼튼하게 만들어 노폐물이 잘 배출되고 필수 영양소가 근육에 잘 공급되도록 돕는 작용을 한다. 모세혈관이 튼튼해지면 자궁근종이나 자궁내막증 환자에게 흔한 과다 월경 증상도 줄어든다. 또 비타민 C는 '항스트레스 비타민'으로 불릴 정도로 우리 몸이 스트레스에 대처하는 호르몬을 분비하는 데도 꼭 필요하다. 면역력을 높이고 항염작용으로 방광이나 질의 감염을 예방하는가 하면 자궁내막증의 경우에는 골반 내의 상처나 감염을 막기도 한다. 비타민 C는 풋고추나 브로콜리, 시금치, 케일 같은 녹색 채소에 풍부하다.

채소 속의 미네랄과 비타민을 섭취하기 위해 어떤 채소를 먹어야 할지 고민이라면 색으로 고르는 것도 한 방법이다. 노랑과 녹색, 그리고 붉은색 채소 위주로 먹으면 된다.

우선 당근 같은 노란색 채소에는 항산화성분인 베타카로틴이 풍부하다. 시금치나 케일 같은 녹색 채소에도 베타카로틴이 많다. 특히 녹색

야채를 많이 먹으면
하나, 월경통이 심하거나 짜증이 날 때 마음이 진정된다.
둘, 모세혈관이 튼튼해져 자궁근종, 자궁내막증으로 인한 과다출혈이 줄어든다.
셋, 면역력이 높아진다.
넷, 방광이나 질, 골반 내의 감염 위험이 줄어든다.
다섯, 강력한 에스트로겐인 에스트라디올이 보다 약한 에스트론으로 바뀐다.

채소에는 에스트로겐에 반응하는 세포의 성장을 막고, 에스트로겐 중에서 가장 강력한 역할을 하는 에스트라디올을 훨씬 약한 에스트론으로 바꾸는 물질이 들어 있다.

붉은색 식품도 가까이 하는 게 좋다. 예를 들어 토마토에는 '라이코펜' 이라고 해서 베타카로틴보다 더 강력한 항산화작용을 하는 성분이 있다. 하우스에서 자란 것보다는 햇빛을 받고 잘 익은 토마토일수록 라이코펜이 많고, 기름에 살짝 볶아 먹으면 라이코펜 성분이 잘 흡수된다.

과일 | 채소와 마찬가지로 비타민 C 덩어리다. 대부분의 과일에 비타민 C가 들어 있지만, 가장 풍부한 과일은 딸기와 귤, 오렌지, 자몽, 멜론 등이다. 특히 귤이나 오렌지 같은 감귤류에는 특히 비타민 C뿐 아니라 바이오플라보노이드가 많아 모세혈관을 강화, 과다출혈을 줄여주는 효과가 기대된다.

바이오플라보노이드는 약한 에스트로겐 효과와 동시에 에스트로겐 생산량을 줄이는 항에스트로겐 효과를 나타낸다. 따라서 몸 안의 에스트로겐 수치를 정상화시키는 데 도움이 된다. 콩의 이소플라본처럼 바이오플라보노이드도 에스트로겐 수치가 너무 낮은 폐경 여성의 경우에는 수치를 올려주고, 자궁근종처럼 에스트로겐 수치가 너무 높아서 문제가 될 때에는 반대로 작용해 수치를 낮춰주는 것이다. 이런 효과를 이용하면 열이 확 오르는 등의 다양한 갱년기 증상을 완화시킬 수 있으면서, 합성 에스트로겐과는 달리 부작용이 나타나는 경우는 드물다.

피로, 부종 등의 증상이 있는 경우에는 특히 칼륨이 많은 건포도나 바나나, 말린 무화과 같은 과일이 좋다. 이들 과일에는 칼슘, 마그네슘도 다량 들어 있다.

과일을 먹을 때는 깨끗이 씻어서 가능하면 통째로 먹는 것이 좋다. 과

자궁근종에 좋은 식품
- 콩과 두부·두유·된장 같은 콩 제품
- 생선
- 올리브 오일
- 콩기름·참기름·들기름
- 섬유질이 풍부한 현미·채소·과일
- 충분한 물
- 비타민 A·B·C·E
- 칼륨이 많은 과일·녹색 채소·해조류

자궁근종에 나쁜 식품
- 버터·치즈·우유 등의 유제품
- 쇠고기·닭고기 등의 육류
- 햄버거·피자·프렌치프라이 등의 고지방식
- 흰 밀가루로 만든 빵이나 국수
- 백설탕과 단맛이 강한 케이크·쿠키
- 술, 식품 첨가제
- 화학조미료
- 커피

일 속에는 당분이 꽤 많다. 하지만 통째로 먹으면 섬유질 때문에 과당이 천천히 흡수돼 혈당이 갑자기 오르지 않는다. 반면 시판되는 주스에는 섬유질이 거의 제거되고 정제 설탕이 많이 들어가 혈당이 급격하게 상승한다. 과일주스를 마시더라도 직접 갈아서 먹고, 많이 마시는 경우에는 물과 반씩 섞어서 먹는 게 좋다.

괴로운 자궁근종의 증상을 완화시키는 영양소

매일 여러 가지 식품을 통해 섭취하는 영양소 중에서도 자궁근종인 여성들의 증상을 가볍게 만드는 것이 있다. 주로 미량이지만 우리 몸에 꼭 필요한 작용을 하는 비타민이나 미네랄 성분이 많다.

비타민 A
자궁근종을 가진 여성들이 가장 두려워하는 과다월경 증상을 줄이는 데 필요한 성분이다. 적혈구를 만들고 눈이나 피부, 점막, 건강한 면역기능을 유지하는 데 중요한 영양소인 비타민 A가 부족하면 면역기능의 저하로 이어진다. 피부가 거칠어지고 야맹증을 나타나기도 한다.

비타민 A에는 2가지 종류가 있는데, 주로 생선의 간처럼 동물성 식품에 많은 지용성과 비타민 A의 전구체인 베타카로틴처럼 수용성이 그것이다. 지용성 비타민 A는 너무 많이 먹으면 독성이 있지만, 수용성은 많이 먹어도 독성이 없다. 참고로 고구마 1개 또는 당근주스 1컵에는 20,000IU 이상의 베타카로틴이 들어 있다.

비타민 B

비타민 B는 우리 몸에서 간에 의한 에스트로겐 분해 기능을 맡고 있다. 또 임상 연구에 의하면 비타민 B_6가 생리전 증후군으로 인한 복통, 수분 정체, 체중 증가, 피로 등의 증상을 줄이는 데 효과가 있는 것으로 나타났다.

비타민 B는 수용성이라 몸에서 쉽게 배출되는 것이 특징. 스트레스가 많이 쌓이거나 영양이 부실할수록 부족해지기 쉽다. 만약 비타민 B가 모자라면 자궁근종 환자에게 잘 나타나는 피로나 어지러움 같은 증상이 심해진다. 따라서 도정하지 않은 곡류나 콩, 간 등의 식품을 통해 비타민 B를 잘 섭취하는 것이 좋다.

비타민 C

비타민 C를 충분히 섭취하면 모세혈관이 튼튼해져서 출혈을 줄일 수 있다. 자궁근종 때문에 과다출혈을 하는 여성들은 철분이 결핍돼 빈혈이 생기기 쉽다. 이때 비타민 C를 섭취하면 콩이나 씨앗류, 견과류, 녹색 채소 등에서 철을 잘 흡수하도록 돕는다.

월경통이나 통증을 완화시켜 주기도 한다. 긴장된 자궁 근육으로 영양소가 잘 공급되도록 돕는 한편 통증을 악화시키는 젖산, 탄소 산화물 같은 노폐물이 쉽게 배출되는 데 도움을 주기 때문이다. 따라서 비타민 C를 잘 섭취하면 면역력이 높아지고 감염, 상처를 막을 수 있다.

바이오플라보노이드

비타민 C와 마찬가지로 모세혈관을 건강하게 만들어 과다출혈을 막는 효과가 기대된다. 식물성 천연 에스트로겐인 바이오플라보노이드는 주로 메밀, 감귤류 과일의 과육과 껍질 등에 많다.

비타민 E

에스트로겐 수치가 지나치게 높을 때 나타나는 생리전 증후군, 유방 섬유종, 유방이 단단해지는 증상 등을 완화시키는 효과가 있다. 특히 자궁근종으로 인해 과다월경 증상을 보이는 경우에 필요한 성분이다.

뿐만이 아니다. 비타민 E를 충분히 섭취하면 폐경 여성의 상열감이나 잠자는 동안 땀을 흘리는 증상, 급격한 기분변화, 질 건조증 등도 개선된다. 콩기름이나 호두기름 외에도 곡류나 씨앗으로 짠 기름에 많다.

철

철분이 부족하면 쉽게 피로하고 기운이 없는데, 과다월경 증상을 보이는 여성일수록 철이 부족해기기 쉽다. 적혈구의 필수 구성성분인 철은 단백질과 구리를 합성해 적혈구 세포의 색소인 헤모글로빈을 만들어낸다. 따라서 적혈구 수치를 체크해서 철분이 풍부한 식생활을 하고 있는지, 철분제를 섭취할 필요가 있는지 봐야 한다. 철이 풍부한 식품으로는 동물의 간이나 콩, 씨앗, 견과류 등이 있다. 채소 중에서는 시금치 같은 몇 가지 채소에 많다.

칼슘

칼슘이 부족한 근육은 과민해져서 경련을 잘 일으킨다. 여성의 자궁도 근육으로 이루어져 있는 만큼 칼슘이 부족해지면 월경통이 심해질 수 있다. 따라서 자궁근종이 있는 여성은 칼슘을 충분히 섭취하면 월경통이 가벼워진다. 칼슘이 뼈의 구성성분인 만큼 뼈도 튼튼해진다.

대부분의 녹색 채소나 콩, 씨앗, 견과류, 해산물 등에 칼슘이 많다. 칼슘은 마그네슘과 함께 섭취하는 것이 더욱 효과적이다. 마그네슘이 칼슘의 흡수를 돕는다.

마그네슘

칼슘처럼 월경통을 예방하는 데 도움이 되는 미네랄이다. 마그네슘이 부족하면 근육이 과민해져 월경통이 심해진다. 또 월경 중 피로나 어지럼증 등의 증상도 나타나기 쉽다. 포도당 대사에 중요한 역할을 하고 필수지방산을 제1형 프로스타글란딘으로 바꾸는 데 관여하는 마그네슘이 결핍되면 섭취한 영양분을 에너지로 전환시키는 데 문제가 생기기 때문이다.

골다공증을 예방하는 데도 마그네슘이 필요하다. 마그네슘은 칼슘과 함께 뼈를 구성하는 주요 성분이다. 마그네슘의 일일 권장량은 칼슘의 반 정도인 400mg. 하지만 권장량의 30~60% 정도로 적게 섭취하는 여성이 대부분이다.

칼륨

칼륨은 칼슘, 마그네슘과 함께 근육의 수축을 조절해서 월경통을 예방한다. 칼륨이 부족할수록 월경 전 아랫배의 통증이나 다리의 경련, 드물게는 불규칙한 심장 박동이 나타나기 쉽다.

수분의 균형이나 적당한 에너지를 유지하는 데도 칼륨이 필요하다. 실제로 생리전 증후군으로 부종이나 피로, 기력저하를 겪는 여성을 보면 칼륨이 부족한 경우가 많다고 한다. 자궁내막증으로 설사를 하는 여성도 칼륨이 부족할 가능성이 크다.

이런 경우에는 캡슐이나 정제로 된 칼륨 제제를 사용하면 도움이 된다. 월경 전 일주일 동안 칼륨 제제를 복용하는 것이다. 장의 기능에 나쁜 영향을 미칠 수 있으므로 보통 식사와 함께 복용한다. 하지만 신장이나 심장질환이 있는 여성은 복용하지 않는 것이 좋다. 칼륨을 많이 섭취하면 심장 박동이 더욱 불규칙해질 수 있기 때문이다.

자궁근종 걱정과 멀어지는 식단

암 발생 원인의 3분의 1을 차지하는 것이 바로 잘못된 식생활이라고 한다. 한자로 암癌자를 보면 입구口자가 세개가 있고, 산山처럼 많이 먹을 때 오는 질병이라는 의미를 담고 있다. 따라서 하루 세 끼 식사만 잘 해도 암을 예방하는 데 큰 도움이 되는 것이다.

자궁근종도 역시 증상을 완화시키거나 자궁을 건강하게 만드는 식품을 자주 먹으면 좋다. 하루에 한 끼라도 자궁을 건강하게 만드는 식품으로 준비해 보자. 다음에 제안하는 식단은 자궁을 튼튼하게 할 뿐만 아니라 다른 성인병을 예방하는 데도 도움이 된다.

일주일 식단

식단
한국식생활개발연구회
김경분 부회장

(월) 현미밥 · 콩나물국 · 배추김치 · 갈치 단호박조림 · 도토리묵무침 · 브로콜리초회 · 과일

(화) 보리밥 · 순두부찌개 · 깍두기 · 마른새우볶음 · 알감자조림 · 달래 쑥갓초무침 · 과일

(수) 잡곡밥 · 북어국 · 두부양념조림 · 우엉잡채 · 꽈리고추찜 무침 · 과일

(목) 보리밥 · 청국장찌개 · 총각김치 · 더덕생채 · 코다리 콩나물찜 · 호두장과 · 과일

(금) 현미밥 · 홍합 미역국 · 배추김치 · 낙지볶음 · 콩 채소조림 · 시금치별미무침 · 과일

(토) 검은콩밥 · 해물전골 · 배추김치 · 연근조림 · 달래 김무침 · 뱅어포구이 · 과일

(일) 영양솥밥 · 된장찌개 · 나박김치 · 생선 버섯탕수 · 새싹샐러드 · 통도라지구이 · 과일

갈치 단호박조림

① 갈치는 비늘을 없앤 뒤 머리와 내장을 제거하고 먹기 좋게 토막 내어 깨끗이 씻는다. ② 단호박은 껍질을 벗겨 큼직하게 썬다. ③ 붉은 고추는 어슷하게 썰어 씨를 뺀다. ④ 분량의 양념재료를 고루 섞어 양념장을 만든다. ⑤ 냄비에 큼직하게 썬 단호박을 깔고 갈치를 얹은 후 양념장을 골고루 끼얹는다. ⑥ 물 2컵을 냄비 가장자리에 붓고 중간 불에서 조린다. 갈치가 다 조려지면 붉은 고추를 넣고 잠깐만 더 끓인다.

재료
갈치(大) 1마리, 단호박 300g, 붉은 고추 1개, 물 2컵
양념장
간장·고춧가루·다진 파 2큰술씩, 굴소스·다진 마늘·설탕 1큰술씩, 다진 생강·물엿·참기름·깨소금 ½큰술씩, 청주 2큰술, 후춧가루 조금

알감자조림

① 알감자는 껍질째 씻은 다음 끓는 물에 살짝 삶아 건진다. ② 생강, 마늘은 편으로 썰고 대파는 3cm 길이로 썰어 놓는다. ③ 냄비에 알감자와 준비한 재료를 넣고 끓인다. 한소끔 끓으면 불을 줄여서 윤기 나게 조린다. ④ 마지막에 참기름, 통깨를 뿌린다.

재료
알감자(작은 것) 2kg, 간장·물엿 1½컵씩, 맛술 ½컵, 마늘 1통, 대파 1대, 생강 2톨, 통깨·참기름 조금씩

달래 쑥갓초무침

① 달래는 깨끗이 다듬은 다음 씻어서 물기를 털고 5cm 길이로 썰어 놓는다. ② 쑥갓은 씻어서 적당한 길이로 자르고, 배도 4cm 길이로 채 썰어 놓는다. ③ 붉은 고추는 잘게 썰어 놓는다. ④ 분량의 재료를 고루 섞어 초간장을 만든다. ⑤ 넓은 그릇에 모든 재료를 넣고 초간장으로 가볍게 버무린다.

재료
달래 100g, 쑥갓 50g, 배 ⅓개, 붉은 고추 1개
초간장
간장·식초 2큰술씩, 설탕·다진 마늘·다진 파·깨소금·고춧가루 1큰술씩, 참기름 ½작은술

우엉잡채

① 우엉은 칼등으로 껍질을 벗겨 5cm 길이로 썬 다음 가늘게 채 썬다. 썬 우엉은 식초를 떨어뜨린 물에 담갔다 건지면 색이 변하지 않는다. ② 피망·붉은 고추는 씨를 털어 가늘게 채 썰고, 양파도 가늘게 채 썬다. ③ 쇠

재료
우엉 1뿌리(40cm), 삶은 당면 150g, 쇠고기 50g, 피망 2개, 양파 1개, 붉은 고추 2개, 표고버섯 5장, 식용유 2큰술, 간장 1큰술, 다진 마늘 ½큰술, 통깨·참기름 1작은술씩, 설탕 ½작은술, 후춧가루 조금

고기·표고버섯은 채 썬 다음 간장·설탕·후추·참기름·다진 마늘로 양념해 둔다. ④ 삶은 당면은 간장·설탕·참기름으로 무친다. ⑤ 팬에 식용유를 두르고 달구어지면 다진 마늘, 우엉, 양파를 넣어 볶는다. 간은 소금으로 맞춘다. 그런 다음 피망, 붉은 고추를 넣고 볶아낸다. ⑥ 달군 팬에 식용유를 두르고 ③의 쇠고기, 표고버섯을 볶아낸 다음 ④의 당면을 넣어 볶는다. ⑦ ⑤, ⑥을 고루 섞은 다음 참기름, 통깨를 뿌려 다시 한 번 버무린다.

꽈리고추찜 무침

재료
꽈리고추 300g, 밀가루 3큰술
무침양념
간장·다진 파 2큰술씩, 고춧가루·참기름·다진 마늘·깨소금 1큰술씩, 물엿 ½큰술

① 꽈리고추는 깨끗이 씻어서 꼭지를 떼고 이쑤시개로 구멍을 낸다. 손질한 꽈리고추는 밀가루를 묻혀서 김이 오르는 찜통에서 5분간 찐 다음 냉수를 뿌려준다. ② 분량의 재료를 고루 섞어 양념장으로 ①의 고추찜을 무친다.

호두장과

재료
깐 호두 100g, 생땅콩 100g, 식초 조금
조림장
간장 2큰술, 청주·물엿·설탕 1큰술씩, 물 1컵

① 호두는 먹기 좋은 크기로 자르고 땅콩은 씻어서 건진다. ② 끓는 물에 호두, 생땅콩, 식초를 부어 삶는다. 삶은 다음 냉수에 헹구면 떫은맛이 없다. ③ 냄비에 조림장 재료를 넣고 끓인다. 장이 끓으면 ②의 땅콩, 호두를 넣고 더 조린다.

콩 채소조림

재료
불린 흰콩 1컵, 당근·연근·곤약 50g씩, 다진 마늘 ½쪽, 대파 ¼대
조림장
간장 4큰술, 설탕·물엿 2큰술씩, 청주 1큰술, 통깨·참기름·생강즙 ½큰술, 육수 1½컵

① 흰콩은 씻어서 하룻밤 불리고 연근, 당근, 곤약은 콩과 비슷한 크기로 썰어 놓는다. ② 냄비에 물엿을 제외한 조림장 재료를 넣고 끓인다. ③ 장이 끓으면 콩, 당근, 곤약, 연근을 넣고 조리다가 물엿을 넣고 더 조린다. ④ 윤기 나게 조려지면 통깨, 참기름을 넣는다.

시금치 별미무침

① 시금치는 다듬어서 씻은 후 끓는 물에 소금을 조금 넣고 파랗게 데친다. ② 데친 시금치는 찬물에 헹궈 물기를 짠 후 5~6cm 길이로 썬다. ③ 땅콩은 속껍질을 벗겨 다진다. ④ 분량의 재료를 섞어 무침양념을 만든 다음 땅콩을 넣는다. ⑤ 데친 시금치를 ④의 양념으로 잘 무친다.

재료
시금치 200g, 땅콩 10g, 소금 조금
무침양념
고추장·식초 1큰술씩, 설탕 ½큰술

달래 김무침

① 달래는 깨끗이 다듬어 씻은 다음 5cm 길이로 잘라 놓는다. ② 김은 구워서 비닐봉지에 넣어서 잘게 부순다. ③ 양파는 채 썰고, 붉은 고추는 세로로 반을 갈라 씨를 털어 채 썬다. ④ 준비한 재료를 섞어 양념장을 만든다. ⑤ 넓은 그릇에 달래와 김, 양파, 붉은 고추, 양념장을 넣고 버무린다.

재료
달래 100g, 김 10장, 양파 ½개, 붉은 고추 1개
양념장
간장·고춧가루·다진 파·다진 마늘·참기름·깨소금 1큰술씩, 물 2큰술, 설탕 1작은술, 후춧가루 조금

월경주기에 따른 식단

월경주기에 따라 식단에 신경을 쓰는 것도 도움이 된다. 28일 월경주기 동안 크게 4단계로 변화하며 신체 리듬이 조금씩 달라지기 때문이다.

월경 전 일주일

수분 대사가 원활하지 않아 몸이 잘 붓고 피부 트러블이 많다. 따라서 짜게 먹지 않고 이뇨효과가 기대되는 식품을 먹으면 좋다. 부종을 없애주는 우엉이나 녹두, 숙주나물, 도토리묵 그리고 생강처럼 혈액순환을 촉진시키는 식품을 식단에 포함시킨다.

월경기간

몸의 기와 혈이 부족한 시기인 만큼 따뜻한 음식을 먹고 몸을 따뜻하게 해야 한다. 부추나 쑥처럼 따뜻한 성질이면서 어혈을 풀어주는 식품을 먹는 게 좋다. 해조류는 성질은 차지만 혈을 보하고 월경이 원활하도

록 돕는다.

또 피부가 거칠어지고 신경이 예민해지기 쉽기 때문에 따뜻한 물이나 차를 자주 마시면 좋다.

월경 후 일주일

프로게스테론의 활동이 약해지고 에스트로겐이 많이 분비돼 피부가 좋아지고 부기도 가라앉는다. 월경기간에 손실된 기와 혈을 보충하기 위해 당귀나 시금치처럼 조혈작용을 돕는 식품을 먹으면 좋다.

또 지방이 체내에 잘 축적되지 않는 시기이므로 살을 빼고 싶다면 이 시기에 식이요법을 하면 효과적이다.

배란기

난소의 황체 호르몬인 프로게스테론이 많이 분비되고 식욕이 증가하는 시기다. 또 체온이 상승하며 지방세포의 활동이 활발해진다. 심리적으로는 작은 일에도 흥분하기 쉽고 폭음 · 폭식을 하기도 쉽다.

따라서 이 시기에는 칼로리가 낮으면서도 포만감을 주는 버섯이나 해조류 · 야채를 더 가까이 하는 게 좋다. 마음을 안정시키는 효과가 있는 녹차도 권할 만하다.

자궁근종을 다스리는 한방차

과다출혈로 인한 빈혈이나 심한 월경통 등 자궁근종 여성들에게 나타나기 쉬운 증상에는 한방차를 만들어 마시면 효과가 있다. 자신의 증상에 따라 당귀나 익모초, 생강 등 구하기 쉬운 재료들을 이용해 간편하게 만들어 보자.

자궁출혈이 심해 빈혈이 있다 | 당귀차

대표적인 보혈제인 당귀는 여성의 월경통이나 무월경, 월경이상, 빈혈, 산후출혈 등의 증상을 치료하는 데 많이 쓰는 약재다. 꾸준히 마시면 자궁의 혈액순환을 좋게 하고 자궁근육의 긴장을 이완시켜 주는 작용을 한다. 가슴이 두근거리거나 건망증, 불면증, 정신불안 증세에도 효과가 있다.

주전자에 당귀 15~20g과 물을 붓고 약한 불에 푹 달여서 하루 3회로 나누어 마신다. 식후에 마시는 게 좋다. 또는 가루를 내어 하루에 3회 먹어도 된다. 1회에 3~4g 정도를 먹는다.

월경불순 · 월경통이 심하다 | 익모초차

익모초도 월경, 출산으로 인한 여성질환을 치료하는 데 효과가 크다. 특히 심한 월경통에 시달리거나 월경불순일 때 사용한다. 평소 지나치게 손발이 차거나 아랫배가 찬 여성들에게도 좋다.

월경불순일 때는 익모초 30~50g에 물을 넉넉히 부어 푹 달인다. 물이 3분의 1로 줄어들 때까지 달여서 차처럼 자주 마신다. 꾸준히 마시면 배가 따뜻해지는 것을 느낄 수 있다.

유난히 손발 · 아랫배가 차갑다 | 계피 생강차

중추신경계의 흥분을 진정시키고 수분대사를 조절하며 혈액순환을 돕는 약재가 계피. 여러 장기가 제 기능을 잘할 수 있도록 만들어 준다. 특히 몸을 따뜻하게 하는 데 좋다.

계피와 생강 각 12g을 깨끗이 씻어서 물기를 털고 물 800㎖를 부어 달인다. 물이 한번 끓으면 불을 약하게 줄여 오래 달이면 된다. 그런 다음 체나 거름종이로 걸러서 하루 2~3회로 나누어 마신다. 맵고 쓴 맛이 부담스러울 때는 꿀 또는 설탕을 조금 넣는다.

월경에 덩어리가 보인다 | 도인 홍화차

한방에서 '도인' 이라고 부르는 약재는 뭉친 혈을 풀어 몸 밖으로 배출시키는 데 도움이 된다. 도인에 홍화를 같이 넣어서 차로 마시면 더욱 좋다. 성질이 따뜻한 홍화는 혈액순환을 돕고 월경통을 멎게 한다. 피가 뭉쳐 혈액순환이 안 되면 아랫배와 손발이 차가워지면서 월경불순, 월경 전후 피부 트러블이 생기는데 이럴 때도 홍화를 쓰면 좋다.

도인 12g, 홍화씨 6g에 물 600㎖를 부어 물이 3분의 2 정도로 줄어들 때까지 끓인다. 그런 다음 하루 2~3회로 나누어 따뜻하게 데워 마신다.

생리전 증후군으로 유방이 붓거나 아프고 짜증이 난다 | 죽순차

대나무의 어린 순인 죽순은 칼륨이 많아 체내 염분을 조절하고, 이뇨작용으로 혈액을 맑게 하며 부기를 없애는 데 좋다. 이유 없이 열이 나거나 신경이 날카로울 때 먹으면 마음이 편안해지는 효과도 있다.

하지만 성질이 찬 식품인 만큼 평소 설사를 자주 하거나 몸이 찬 사람은 조금만 먹는 게 좋다. 또 질긴 편이므로 한번 삶은 다음에 요리를 해야 부드럽다.

죽순차를 끓이려면 뜨거운 물에 죽순을 반나절 이상 담갔다가 흐르는 찬물에 씻어 미끈거리는 성분을 없앤다. 그런 다음 죽순 20g에 물 2컵을 붓고 물이 반으로 줄 때까지 달인다. 이것을 여러 번으로 나누어 마신다.

무리하지 않는데도 늘 피로하고 몸이 무겁다 | 구기자차 · 인삼차

〈동의보감〉에 뛰어난 보양강장제로 기록되어 있는 구기자는 허약하거나 병후 허약, 만성질환으로 쉬 피로를 느끼는 사람에게 좋다. 또 간세포가 만들어지는 것을 돕고 지방이 간이나 장내에 쌓이지 않도록 억제하는 것으로 알려져 있다. 따라서 지방간이나 고혈압 등으로 고생하는 경우에도 차로 마시면 좋다.

구기자 40g을 체에 담아 흐르는 물에 빨리 씻어낸 다음 물기를 빼고 서늘한 곳에서 말린다. 말린 구기자는 물 7컵을 붓고 고운 빛이 우러날 정도로 끓이면 된다. 기호에 따라 꿀이나 설탕을 조금 타도 괜찮다.

인삼차도 늘 피로하고 아침에 일어나기 힘든 경우에 도움이 된다. 보통 자궁근종인 여성들은 만성피로를 호소하는 경우가 많다. 과다출혈 같은 증상이 없어도 자궁근종으로 인해 기와 혈을 많이 소모하기 때문이다. 이럴 때 인삼차를 마시면 피로가 덜하고 면역력이 높아지며 뇌, 근육의 운동이 활발해진다. 하지만 고혈압이 있다면 인삼차를 많이 마시지 않도록 한다.

인삼은 수삼 4뿌리(200g)를 깨끗이 씻어서 얇게 저며 썬다. 썬 인삼은 밀폐 용기에 담고 꿀에 10일 이상 재운다. 차로 마실 때는 꿀에 잰 인삼을 잔에 조금 덜고 끓인 물을 부어 마신다. 인삼 분말이라면 물 1컵에 2~3g을 타면 된다.

손발이나 얼굴에 부기가 있다 | 옥수수수염차

소변이 잘 나오지 않거나 부기가 있는 경우에 옥수수수염차를 마시면 좋다. 이뇨작용을 도와 부종을 없애준다. 옥수수수염 50mg, 백복령 20g에 물 700㎖를 붓고 물이 3분의 1가량으로 줄어들 때까지 푹 끓인다. 이것을 하루 3~4회로 나누어 마시되, 1개월 정도 꾸준히 마신다.

틈틈이 걷고 충분한 햇빛 쏘어라

자궁근종이 있어도 별 증상이 없는 경우가 있는가 하면 통증이나 과다출혈 등의 증상을 겪는 여성들도 많다. 특히 통증을 호소하는 여성들은 통증이 일어날 때마다 자기도 모르게 골반 근육이나 등의 아랫부분, 자궁이 수축된다. 이것이 통증에 대한 우리 몸의 정상적인 반응이다.

그런데 자궁과 골반 근육이 수축되면 혈액순환이 느려지고 산소도 잘 공급되지 않는다. 탄소 산화물 같은 노폐물도 배출되지 못하고 쌓이게 된다. 이렇게 되면 다시 증상이 심해지는 악순환이 일어난다. 산소가 부족해 근육의 대사가 점점 더 느려지면 골반이나 발, 다리 같은 곳에 수분이 정체돼 통증이 나타난다. 자궁근종 여성들에게 허벅지에서 끌어당기는 것 같은 통증이나 다리 통증이 많은 것은 이 때문이다.

운동을 하면 호흡과 활동적인 움직임을 통해 골반에 산소와 혈액이 잘 공급된다. 또 다리 근육을 힘차게 움직이다 보면 월경통이나 부종, 다리 통증 등도 좋아지게 된다.

자궁근종이 있는 여성들은 자신도 모르게 스트레스에 민감해져 있는데, 운동을 하면 스트레스가 해소돼 정신적으로도 보다 안정된다. 스트레스에 시달릴수록 호르몬의 불균형 상태가 심해져 자궁근종이 악화되고 피로나 불안, 짜증 등의 정신적 · 신체적 증상으로 이어지게 된다.

운동으로 충분한 산소와 혈액이 공급되면 뇌에도 큰 영향을 미친다. 뇌와 신경계의 기능이 원활해져서 행복감을 느끼게 해주는 호르몬인 엔돌핀을 많이 만들어 낸다.

하지만 자궁근종 여성이 운동을 할 때는 스트레스를 완화시키고 증상을 개선시키는 강도로 유지하는 것이 중요하다. 운동을 너무 열심히 해서 피로할 정도로 무리해서는 안 된다. 지나친 운동으로 근육이 피로해지면 산소가 부족해져 남은 에너지를 소모하는 결과가 된다. 특히 자궁근종의 크기가 매우 크거나 하혈이 심한 여성이라면 주치의와 상의해서 운동량을 정하는 것이 좋다. 주변에서 좋다고 권하는 운동이라고 해도 정작 자신이 힘들다고 느끼면 적당하지 않다.

매일 20분씩 걷는다

운동효과를 제대로 보려면 하루 이틀이 아니라 꾸준히, 규칙적으로 해야 한다. 그러기 위해서는 쉽고 간편한 운동이라야 한다. 아무리 운동효과가 큰 운동이더라도 운동을 하는 데 제약이 많거나 방법이 어려울 때는 오래 하지 못하고 포기하게 된다.

자궁근종 여성들에게 가장 권할 만한 운동은 바로 걷기다. 돈과 시간, 그리고 장소나 계절에 제약을 받지 않고 마음만 먹으면 언제 어디서나 할 수 있는 운동이기 때문이다.

걷기를 처음 시작한다면 하루에 20분씩 공원이나 집 주변 등을 걷되, 적어도 1주일에 5회는 해야 한다. 평소에 운동을 전혀 하지 않거나 바쁜 사람도 20분 정도는 큰 부담이 되지 않는다. 오늘부터라도 자궁근종 때문에, 뱃살 때문에 억지로 운동을 한다는 부담감을 버리고 편한 시간에 밖으로 나가보는 것은 어떨까.

얼핏 생각하면 20분 걷는 것으로 얼마나 효과가 있을까 싶다. 하지만 산책을 하는 것보다 조금 걸음을 빠르게 하고 팔을 앞뒤로 힘차게 흔들면서 걷기를 하면 충분히 효과가 있다. 이렇게 하면 심장박동이 빨라지면서 뇌로 가는 혈류량이 증가해 기분이 상쾌해진다. 걷기를 통해 얻을 수 있는 지방 감소 효과도 빼놓을 수 없다. 콜레스테롤을 원료로 해서

운동을 하면 왜 좋을까
- 엔돌핀이 분비돼 기분이 좋아진다.
- 골반 내의 혈액순환, 산소 공급이 원활해진다.
- 생리통이나 부종, 다리 통증 등이 개선된다.
- 지방이 감소돼 에스트로겐 감소로 이어진다.
- 자세가 좋아진다.

에스트로겐이 만들어지는 만큼 콜레스테롤 감소는 곧 에스트로겐 감소로 이어진다. 걷기 운동을 하면서 다리 근육을 많이 쓰면 골반강 내의 혈액순환이 좋아지고 근육에도 탄력이 생긴다. 또 자신도 모르는 사이에 자세가 좋아진다.

만약 하루 20분으로 부족하다 싶거나 혹은 체중을 더 감량하고 싶다면 운동 시간을 조금씩 늘리면 된다. 체중을 줄일 목적으로 운동을 한다면 '최대 심박동수(220-나이)'의 65~70% 정도로 뛰는 것이 효과적이다.

충분한 햇빛도 필요하다

여성들은 특히 자외선에 민감하다. 피부노화의 주범이라는 생각 때문이다. 그래서 가능하면 햇빛을 피하고 자외선 차단제를 꼼꼼히 바른다.

물론 지나친 자외선이 피부에 해롭기는 하지만 어느 정도 적당한 자연광은 필요하다. 예를 들어 1시간 동안 자연광에 노출되면 뇌의 세로토닌 수치가 올라간다고 한다. 세로토닌 수치가 올라가면 기분이 좋아지게 된다. 반대로 하루 중의 대부분을 실내에서만 보내면 피로와 스트레스가 쌓이고, 기분이 우울해진다.

하루 중에서 얼마나 햇빛을 받고 있을까. 집이나 사무실 안에서 보내는 시간이 많다 보니 대부분은 햇빛을 충분히 받지 못한다. 아무리 조명 시설이 잘 된 곳이라고 해도 자연광이 풍부한 바깥의 빛과 실내의 빛은 차이가 크다. 맑은 날 바깥에서 잰 빛의 양이 약 7만 럭스 정도인 데 비해 채광이 잘 된 사무실의 빛은 400럭스에 불과하다.

낮에 충분한 햇빛에 노출되면 세로토닌 분비가 촉진되고 뇌의 혈류량이 늘어나는 것은 물론, 밤에 멜라토닌이 잘 분비된다. 어두울 때만 분비되는 멜라토닌은 숙면을 취하는 데 도움을 주는 호르몬으로, 자궁근종과 관련해서는 에스트로겐의 효과를 약화시키고 혹의 성장을 늦추는 것으로 알려져 있다. 동물 실험에 의하면 어두운 환경에서 수면을 취한 동물의 종양 성장 속도가 더 느린 것으로 나타나기도 했다. 만약 밤에 잠을 자지 않고 불을 켜고 활동을 하면 멜라토닌 분비에 문제가 생긴다.

따라서 자궁근종이 있는 여성은 낮에는 산책이나 야외활동 등으로 충분히 햇빛을 쏘이고, 밤에는 최대한 어둡게 한 상태에서 잠을 청하는 것이 좋다. 보통 밤 9~10시에 멜라토닌이 분비되기 시작해 밤 10시~새벽 1시에는 100럭스 중간 밝기의 실내 의 빛만으로도 멜라토닌 분비가 느려진다. 습관적으로 밤 11시까지 깨어 있거나 자정 무렵에 75와트의 조명 아래서 독서를 하는 경우에는 정상적인 멜라토닌 분비에 문제가 생겨 숙면을 취할 수 없다.

매일 1.5~2L의 물을 마셔라

성인이 적절한 장 기능을 유지하는 데는 매일 25~30g 정도의 섬유질과 1.5~2L의 수분이 필요하다. 만약 섬유질 또는 물이 부족해서 장 기능이 떨어지면 과다한 에스트로겐을 배출하지 못하는 결과로 나타난다.

물을 충분히 마시면 모든 여성들의 관심사인 다이어트에도 도움이 된다. 물을 마시면 공복감이 해소돼 과식을 하지 않기 때문이다. 또 규칙적으로 물을 마시면 에너지 소비가 늘어나서 다이어트 효과가 있다.

우리 몸이 호흡이나 발한, 배설 등의 작용에 매일 소모하는 수분의 양은 1.5~2.0L. 하지만 식사를 통해 섭취하는 물의 양은 약 0.5L에 불과하다. 따라서 부족한 나머지 수분은 물을 자주 마셔서 채워야 한다.

흔히 더운 여름에 물을 많이 마셔야 하는 것으로 생각하지만 겨울도 예외는 아니다. 날씨가 추울 때 수분이 더 많이 소비되기 때문이다. 게다가 겨울철에는 난방으로 인해 실내 공기가 건조해지면서 수분을 더 많이 빼앗기게 된다.

하지만 갑자기 물을 많이 마시려면 생각처럼 쉽지가 않다. 이럴 때는 아침에 일어나서 1컵, 자기 전에 1컵을 마시고 그 외의 시간에는 30분 단위로 4분의 1컵씩 조금씩 마시면 된다. 이때 찬물보다는 뜨거운 물 반 컵에 찬물을 조금 섞어서 마시는 것이 좋다. 한방에서는 이것을 '음양탕'이라고 하는데, 찬물과 뜨거운 물이 섞이면서 생기는 순환에너지가 몸 안의 기운을 소통시킨다. 복통을 진정시키고 머리를 맑게 하는 효과도 있다.

물을 마실 때는 한꺼번에 많이 마시거나 급하게 마셔서는 안 된다. 수분이 동시에 내장기관을 통과하면 효과가 떨어진다. 1컵의 물을 2분에 걸쳐 천천히 마시는 정도가 적당하다. 또 식사 30분 전부터 식사 후 1시간까지는 가급적 물을 적게 마시는 것이 좋다. 식사 중에 물을 마시면 소화액이 묽어져서 소화능력이 떨어지거나, 음식물에 물의 무게까지 합해져 위장근육이 처지는 위하수를 일으킬 수 있다.

복부온찜질, 발마사지도 도움

혼자서 또는 가족의 도움을 받아서 손쉽게 할 수 있는 방법도 알아두면 유용하다. 아랫배에 따뜻한 팩을 올려서 찜질을 해주는 방법이나 발마사지 등이 그것이다.

복부온찜질

생리통이 심할 때 아랫배에 따뜻한 팩을 해주면 한결 통증이 가벼워진다. 한방에서도 자궁, 난소 등에 이상이 있을 때 복부온찜질을 자주 응용한다.

어혈이 원인이라면 어혈을 없애주는 소목, 택란 같은 약재를 주로 쓴다. 물에 잘 씻은 소목, 택란을 가루 낸 다음 물 또는 술에 갠다. 이것을 배에 바르고 따뜻한 팩을 얹으면 된다.

아랫배가 찰 때는 오수유처럼 몸을 따뜻하게 만들어주는 성질의 약재를 이용한다. 특히 아랫배가 얼음장처럼 차면서 단단한 덩어리 같은 것이 만져지고 통증이 심하다면 오수유를 술에 쪄서 따뜻하게 한 다음 아랫배에 찜질을 하면 효과적이다.

발마사지

발마사지를 하면 단순히 발의 피로뿐만이 아니라 온몸의 기혈순환이 원활해지고 피로, 긴장을 푸는 데 많은 도움이 된다. 발을 따끈한 물에 담그는 족욕을 한 다음에 발마사지를 해주면 더욱 좋다. 혼자서 할 수도 있고, 가족의 도움을 받을 수도 있다.

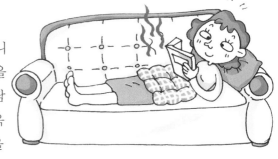

자궁근종이 있는 경우에는 간이나 자궁과 관련이 있는 경혈을 눌러주는 게 좋다. 간과 관련된 곳은 발등과 발이 닿는 굴곡이 이루어지는 부위의 움푹한 곳까지 이어지는 부분이고, 자궁과 관련된 경혈은 복사뼈 안쪽의 움푹 파인 곳이다.

07

자궁근종

치유를 돕는

요가 &

마사지

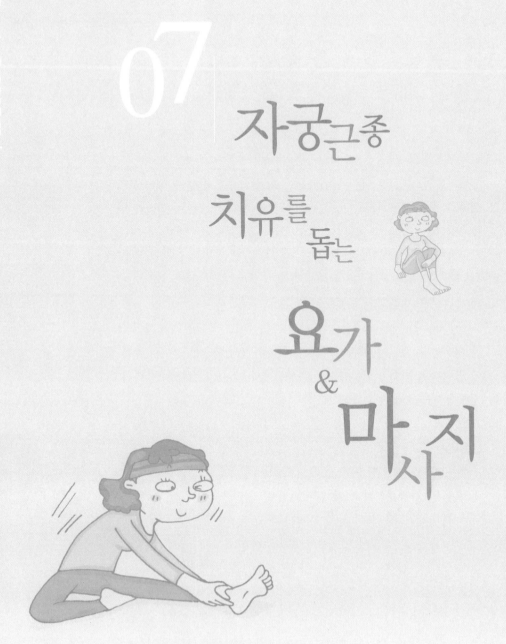

손쉬운 요가동작으로 자궁을 건강하게!

요가에도 여성의 자궁을 튼튼하게 만들어 주고, 자궁근종으로 인한 증상을 해소시켜 주는 동작들이 많이 있다. 요가라고 해서 어렵다고만 생각하는 것은 잘못된 생각이다. 올바른 자세를 익히면 언제 어디서든 쉽게 할 수 있다.

스트레칭

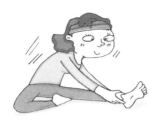

허리와 골반의 긴장을 풀어주는 효과가 큰 자세이다. 편하게 앉아서 왼쪽 다리는 쭉 펴고 오른쪽 발을 반대쪽 다리 밑에 둔다. 그런 다음 숨을 들이마시면서 왼쪽 발목을 잡고 척추를 쭉 펴준다. 이 자세를 30초 유지한다. ─숨을 내쉬면서 이마를 왼쪽 무릎에 댄 자세로 30초 유지한다.

골반운동

자궁근종으로 인한 월경통, 골반통 때문에 복부근육이 긴장되어 있는 경우에 해주면 좋다.

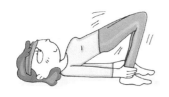

바닥에 누워서 무릎을 구부리고 발바닥은 바닥에 꼭 붙인다. –손으로 양쪽 발목을 단단하게 잡는다. –숨을 들이마시면서 골반을 들어준 다음 몇 초 동안 그대로 있는다. –숨을 내쉬면서 골반을 천천히 바닥으로 내린다. – 전체 동작을 여러 번 반복한다.

메뚜기 자세

허리와 엉덩이, 복부, 다리 등을 강화시켜 요통과 월경통을 완화시키는가 하면 생식기를 튼튼하게 만들어 주기도 한다. 덤으로 자세가 좋아지고 배변 기능까지 좋아진다.

바닥에 엎드려 시선은 앞을 향한다. –손은 주먹을 쥔 채 양쪽 허벅지 옆에 댄다. –몸을 쭉 펴고 오른쪽 다리를 천천히 최대한 높게 올려 5~20초 유지한다. –오른쪽 다리를 내리고 왼쪽 다리도 같은 방법으로 올렸다 내린다. –전체 동작을 10회 반복한다.

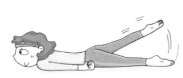

활 자세

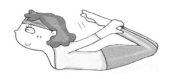

자궁근종으로 인한 골반통, 월경통을 줄이고 복부근육을 단련시키며 척추 스트레칭 효과가 기대된다. 또 소화기관이나 내분비선을 자극해 전신의 순환이 좋

아지면 만성피로, 우울증이 개선된다.

　바닥에 엎드려 양손으로 발목을 단단히 잡는다. – 숨을 들이마시면서 다리와 상체를 최대한 높게 들어올린다. 이때 괄약근을 긴장시키고 10~15초 그대로 있는다. 시선은 앞을 향한다. – 숨을 내쉬면서 원래 자세로 돌아온다. 턱도 바닥에 내려놓는다. – 전체 동작을 5회 반복한다.

태아 자세

평소 생리통이 있거나 골반 통증이 있는 여성에게 특히 좋다. 짜증과 기분변화가 심한 경우에도 효과가 있다.

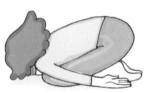

　무릎을 꿇고 앉는다. – 바닥을 향해 이마를 천천히 숙이고 팔은 뒤로 뻗는다. – 눈을 감고 편안한 느낌이 들 때까지 자세를 유지한다.

다리 벌리기 자세

생리전 증후군이 있거나 월경통과 함께 변비가 있을 때 해준다. 골반은 물론 여성 생식기의 순환을 돕는다. 평소 다리가 잘 붓고 아픈 사람에게도 좋다.

　천장을 보고 누워 다리는 직각이 되도록 올리되 벽에 기댄다. – 엉덩이까지 벽에 댄 상태에서 팔은 옆으로 쭉 펴준다. – 다리를 최대한 v자 형태로 벌리되 편안할 정도로만 벌린다. – 편안하게 숨을 쉬면서 1분 정도 유지한다.

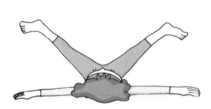

틈틈이 해보는 경혈마사지

특정 경혈이 있는 부분을 마사지하면 더욱 효과가 크다. 불편한 증상에 맞는 경혈마사지를 틈나는 대로 꾸준히 해주면 된다.

골반 · 생식기의 균형

생식기의 균형을 바로잡아 월경과 관련된 증상을 해소시켜 준다. 또 자궁근종이나 생식기 질환이 있는 여성에게 흔한 골반 · 복부의 불편감, 요통을 줄일 수 있다. 손이 잘 닿지 않는 경혈을 자극할 때는 수건을 이용하면 편리하다. 수건이 묶인 부분으로 경혈점을 자극하는 것이다.

① 등을 대고 바닥에 눕는다. ─무릎을 굽히고 타월을 등 뒤에 놓되 수건

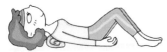

의 묶인 지점이 어깨 사이 척추의 정중앙에 위치하도록 한다. 이곳이 독맥의 '신주혈' 인데, 그대로 1~3분 동안 있는다.

② 손으로 양팔을 잡되 팔 안쪽을 엄지로 눌러준다. ─왼손으로 가슴 사

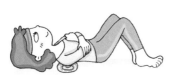

이의 뼈가 끝나는 지점을 누른다. 임맥의 '구미혈' 에 해당하는 혈자리다. 오른손으로는 척추뼈와 머리가 닿는 부분을 받친다. ─양손을 깍지 끼워서 가슴 아래에

댄 다음 손가락 끝으로 누른다. 이곳이 '전중혈' 이다.

③ 묶은 타월을 아래로 내려 허리 부분에

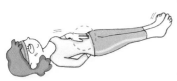

놓이도록 한다. '명문혈' 이 있는 곳이다. 왼손은 치골 윗부분에 놓고 지그시 눌러준다. 오른손은 꼬리뼈에 위치시킨다.

월경통 · 부종 · 체중 증가

자궁근종 때문에 찾아오는 월경통이나 과다출혈, 골반 · 복부의 불편함을 줄일 수 있다. 월경 전에 몸이 잘 붓고 체중이 증가하는 여성에게도 좋다.

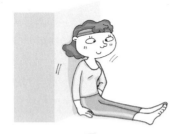

① 벽에 허리를 기대고 바로 앉는다. 오래 앉아 있기 힘든 경우에는 누워서 발을 의자 위에 올려놓는다. ─그대로 1~3분 동안 있는다.

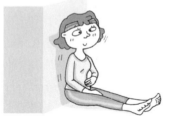

② 왼손은 상체와 다리가 맞닿는 부분에서도 치골과 골반의 중간 지점을 지그시 눌러준다. ─오른손은 안쪽 무릎에서 4~5cm 정도 위에 위치한 '혈해혈'을 1~3분 누른다.

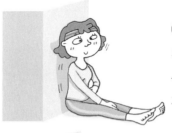

③ 왼손은 그대로 두고 오른손은 무릎의 안쪽에 댄다. 무릎 뼈 바로 아래 부분을 따라 내려가면 '음릉천'이라는 혈자리인데, 이곳을 1~3분 누른다.

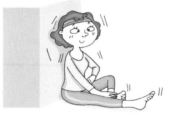

④ 왼손은 그대로 유지하고 오른손은 '삼음교'를 눌러준다. 삼음교는 안쪽 복사뼈로부터 손가락 네 개 마디 위에 있다.

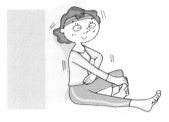

⑤ 왼손은 그대로 유지하고 오른손으로 오른쪽 엄지발가락의 발톱 위를 잡는다. 엄지발톱 안쪽의 위는 '대돈혈', 엄지발톱 바깥쪽의 위는 '은백혈'이 있다.

월경기간 중의 피로 · 스트레스

월경기간 직전이나 월경기간에 피로를 느끼는 여성들이 많다. 특히 자궁근종으로 인해 월경량이 많거나 과다출혈을 일으키는 경우에는 피로를 쉽게 느낀다. 이때 '용천혈'이나 '양릉천' 같은 혈자리를 자극하면 피로 외에 짜증, 기분저하 등이 개선된다.

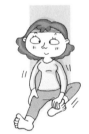

① 벽에 등을 기대고 허리를 쭉 펴고 앉는다. 1~3분 동안 그대로 있는다. ─ 왼손으로 발바닥의 한 가운데의 갈라지는 부분인 '용천혈'을 누른다.

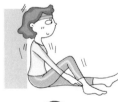

② 바깥쪽 복사뼈와 발뒤꿈치 사이의 중간 부분을 쓸어내리면서 '태계혈'을 자극한다.

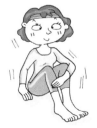

③ 오른쪽 무릎에서 손가락 네 마디 정도 바깥쪽으로 아래에 위치한 '양릉천'을 지그시 눌러준다. 정강이 쪽에 위치해 있는데, 누르면 약간 뼈근한 통증이 느껴진다.

월경불순 · 소화불량

월경불순 또는 월경기간에 흔한 소화불량, 변비 등을 완화시키는 데
는 관원과 기해혈을 마사지하면 된다.

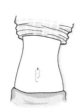

편하게 앉거나 누워서 마사지를 하면 되는데, 배꼽에
서 손가락 두 마디 정도 아래에 있는 것이 '기해혈'이다.
이 혈을 지그시 1~3분 동안 눌러준다. '관원혈'은 배꼽
에서 손가락 네 마디 정도 아래에 있다. 역시 지그시 1~3
분 눌러주면 된다.

과다출혈

자궁근종으로 인해 과다출혈 증상이 있는 경우에 해주면 좋다. 과다
출혈이 있으면 만성피로에 시달리기 쉽다.

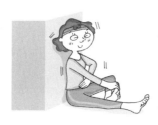

허리를 바로 세우고 앉은 자세에서 오른
쪽 손으로 왼쪽 발의 안쪽 복사뼈 위로 손가
락 네 마디 위에 위치한 곳이 '삼음교혈'.
이곳을 1~3분 동안 지그시 눌러준다. ─오른
쪽 손으로 왼쪽 엄지발가락의 끝을 잡아준다.

자궁이 튼튼해지는 복부마사지

복부마사지를 해주면 한방에서 말하는 간기울결 肝氣鬱結 즉 간의 기가
울체된 것을 풀어주는 효과가 있다. 간기가 울결되는 가장 큰 원인은 스

트레스이다. 이와 함께 복부의 근육을 이완시켜 자궁을 비롯해 생식기의 혈행이 좋아지게 된다.

매일 하기 어렵다면 일주일에 1~2회만 하되, 1회에 30분 정도 하면 적당하다. 혼자 할 수는 없고 다른 사람의 도움을 받는 것이 좋다. 마사지를 할 때는 피마자유를 바르고 하는데, 마사지가 힘들 때는 피마자유를 바르고 따뜻한 팩을 해줘도 좋다.

마사지를 하려면 소파나 침대 등 편한 곳에 누워서 무릎 밑에 베개, 쿠션을 놓아 무릎을 세우는 자세를 취한다. 이렇게 하면 복부의 힘을 덜고 긴장을 풀 수 있다.

복부에 피마자유를 바르고 랩을 씌운 다음 핫팩을 한다. 찜질팩이 없을 때는 뜨거운 물을 유리병이나 플라스틱 병에 담아 수건으로 감싸서 사용해도 된다. 병원에서는 핫팩 대신 적외선을 쬐면서 복부마사지를 실시한다.

① 시계 방향으로 큰 원을 그리면서 손 끝을 이용해서 복부를 마사지한다.

② 복부마사지를 한 다음에는 옆구리를 쓸어 올리듯 들어 올려서 장운동을 도와준다. 왼쪽과 오른쪽을 모두 실시한다.

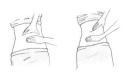

③ 이번에는 양손의 위치를 교차하면서 복부마사지를 해준다. 한손은 당기고 다른 손은 밀어주듯이 하면 된다.

08

아는 만큼
똑
똑해
지는

여성건강
상식

07 20~30대 여성에게 흔한 난소낭종

한번은 대학교 2학년인 여학생이 어머니와 함께 한의원을 찾은 적이 있었다. 월경통이 너무 심해서 산부인과에 갔다가 난소낭종이라고 해서 수술을 했다고 했다. 하지만 6개월 후에 정기검진을 받으러 갔더니 수술을 하지 않은 나머지 난소에도 낭종이 생겼다는데 어떻게 해야 하느냐는 것이었다. 환자의 어머니는 딸이 아직 결혼을 하지 않았는데 난소를 또 떼어낼 수는 없으니 한방으로 치료하고 싶다고 했다.

이처럼 중년 여성에게 많은 자궁근종과 달리 난소낭종은 미혼 여성도 결코 방심해서는 안 되는 질환이다. 또 특별한 증상이 없이 모르는 사이에 커지는 경우가 많다. 주된 발병 연령인 20~30대의 여성이라면 미혼, 기혼 모두 난소낭종에 주의해야 한다.

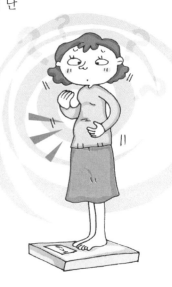

그렇다면 난소낭종은 왜 생기는 것일까. 한방에서는 월경기간이나 산후에 차가운 기운이 아랫배에 들어와서 생기는 기병氣病으로 보는데, 장담腸潭이라는 질환과 매우 유사하다.

자궁근종과 마찬가지로 난소낭종도 크기가 어느 정도 커질 때까지는
별다른 증상이 없다. 따라서 월경통이나 다른 불편한 증상으로 병원을
찾았다가 우연히 발견하는 경우가 많다. 크기가 어느 정도 커지더라도
아랫배가 조금 나오거나 요통, 식은땀, 상체로 열이 오르는 상열감이
나타나는 정도다. 난소낭종이 커져서 방광을 압박할 때는 소변을 자주
보게 된다.

난자를 만들어서 배출시키는 난소는 여성에게는 매우 중요한 생식기
관이다. 흔히 물혹이라고 하는 난소낭종은 난소 안에 작은 주머니가 생
기고, 그 안에 물이나 다른 이물질이 고이는 일종의 혹이다. 이 물혹이
계속 커지면서 난자의 정상 조직을 잠식한다면 배란에 문제를 일으켜
불임으로 고생할 수 있다. 난소낭종의 종류에는 단순 낭종, 기형종, 자
궁내막종 등이 있는데 단순 낭종의 경우 저절로 없어지는 경우도 흔히
있지만 그렇지 않은 경우 한방으로 잘 치료가 되는 편이다.

한방에서는 난소낭종 안에 든 내용물을 없애는 치료를 한다. 울체된
기를 풀어주는 파기, 쌓인 덩어리를 삭혀주는 소적 등의 치료법이 그것
이다. 환자가 정기가 허할 때는 '보기행체'라고 해서 기를 보하고 정체
되어 있는 습담을 순환시키는 치료를 함께한다.

실제로 심하지 않은 난소낭종은 2~3개월 정도 한방치료를 하면 잘 치
료된다. 6cm 크기의 난소낭종으로 치료를 받은 한 20대 여성의 경우,
한약을 복용한지 1주일도 되지 않아 2cm나 줄어든 적도 있다. 물론 치
료기간에는 개인차가 있어 빨리 난소낭종이 치료되는 사람이 있는가 하
면 반대의 경우도 있다.

만약 난소낭종이 커서 어쩔 수 없이 난소낭종 적출수술을 받았을 경
우에도 수술 후에 한방치료를 병행하면 효과적이다. 호르몬 부족이나
난소의 기능 저하 같은 후유증을 줄이는 데 도움이 된다.

난소낭종을 예방하려면

아이를 낳고 충분히 산후조리
를 못하거나 살이 많이 찌는
경우에는 그렇지 않은 경우보
다 난소낭종이 생기기 쉽다.
여름에도 양말을 신어야 할
정도로 평소 손발이 차가운
여성도 마찬가지다.

또 유산도 출산과 똑같이 여
성의 몸에 무리를 주는 과정
이다.

따라서 난소낭종을 예방하려
면 유산 후에도 출산 후와 마
찬가지로 충분한 휴식을 취하
면서 몸 안의 어혈을 배출시
키고 산후 허로를 보하는 한
약을 복용하는 등 건강관리에
보다 신경을 쓰는 게 좋다.

불임으로 이어지기 쉬운 자궁내막증

사람이든 물건이든 원래의 자리에서 이탈되면 제 역할을 못하고 다른 곳에서 혼란과 문제를 일으키게 된다. 여성들의 자궁내막증이라는 질환도 자궁 안에 있어야 할 내막이 엉뚱한 곳으로 흘러들어 문제를 일으키는 질환이다. 보통 가임기 여성의 3~10%, 불임 여성의 25~35% 정도가 자궁내막증을 가지고 있다는 보고가 있어 불임과도 관련이 깊다.

자궁내막증을 이해하기 위해서는 여성의 월경이 어떻게 이루어지는지 알아야 한다. 여성이라면 누구나 한 달에 한 번씩 월경을 하지만 의외로 월경이 어떻게 이루어지는지 잘 모르는 여성들이 많다.

자궁의 안쪽은 옷의 안감처럼 내막으로 둘러싸여 있다. 이것이 자궁내막인데, 혈액과 조직으로 이루어져 있다. 이 자궁내막이 임신을 위해 두터워졌다가 수정란이 착상이 안 되면 탈락되는 것이 바로 월경이다.

자궁내막증 하면 흔히 자궁내막 자체에 문제가 생기는 것으로 생각하기 쉽지만 자궁내에 있어야 할 내막조직이 엉뚱한 곳에 생겨 문제를 일으키는 질환이다. 예를 들어 난소나 나팔관, 복막, 자궁표면, 장 같은 곳에 자궁내막 조직이 생기는 것이다. 이런 곳에서 자궁내막 조직이 생기면 월경을 할 때 자궁내막과 똑같이 증식을 하고 커지기 때문에 통증이 생기고 종양이 생기게 된다.

왜 이런 현상이 생길까. 양방에서는 월경혈이 제대로 배출되지 않고 오히려 거꾸로 역류를 해서 자궁내막증이 생기는 것으로 본다. 또는 유전적인 요인이나 다이옥신 같은 환경 호르몬이 원인이라는 의견도 있다. 치료를 할 때는 호르몬 요법으로 월경을 멈추게 해서 증상을 완화시키기도 하고, 자궁내막증이 심할 때는 수술을 하기도 한다. 하지만 월경을 계속 하는 폐경 이전 시기에는 수술 후에 재발하는 경우도 흔하다.

한방의 개념은 이와는 다르다. 육울六鬱이라고 해서 기氣·습濕·열熱·담痰·혈血·식食중 어느 한 가지가 침범해 몸 안에 담과 피가 뭉친 덩어리를 만드는 것으로 본다. 울鬱자는 '막혀서 통하지 않는다'는 뜻으로 육울은 쉽게 말하면 우리 몸의 순환을 막는 6가지 요인을 말하는 것이다. 이 덩어리가 생기는 위치에 따라서 가슴에 생기면 현벽, 배에 생기면 적취, 특히 배꼽 아래 아랫배에 생기면 징가라고 부른다. 자궁내막이 어디에 생기느냐에 따라서 징가 또는 현벽이 된다.

따라서 자궁내막증을 치료할 때는 육울을 다스리는 것을 목표로 한다. 즉 기를 고르게 하고 화를 내리며 담을 삭이는 근본치료를 하는 것이다. 이와 함께 자궁, 난소의 기능을 회복시키는 치료를 하면 불편한 증상이 사라지면서 자궁내막증이 호전된다.

T I P

월경통·골반통 심하면
혹시 자궁내막증?

자궁내막증이 있으면 어떤 증상이 나타날까. 대표적인 것이 월경통과 골반통이다. 만약 초경 이후에 월경통이 심하지 않았는데 갑자기 월경통이 심해지거나 통증이 일정한 주기를 띠고 생긴다면 한번쯤 자궁내막증을 의심해 보는 게 좋다.

또 배란을 할 때 통증이 있거나 성교통, 변비, 만성피로, 부정출혈, 복부팽만감 같은 증상도 나타날 수 있다.

생리는 아닌데? 비정상 자궁출혈

매달 한 번씩 마법에 걸리는 그날도 아닌데 출혈을 하면 크게 불안해진다. 뭔가 큰 이상이 있을 것만 같아 필요 이상의 걱정을 하게 되는 것이다. 물론 숨은 질환이 있는 경우도 있지만 임신 초기일 때도 약간의 출혈을 할 수 있다. 따라서 가임기 여성은 임신여부부터 확인해 본다.

양방에서는 비정상 자궁출혈을 크게 기능성과 기질성 자궁출혈 2가지로 나눈다. 특정 질환이 없어도 출혈이 있으면 기능성이고, 기질성이라는 것은 출혈을 일으키는 특정 질환이 있다는 뜻이다.

기능성 자궁출혈로는 배란기 출혈이 가장 흔하다. 월경이 끝난 지

TIP

이럴 때는 병원으로

비정상 자궁출혈이 있더라도 너무 걱정을 할 필요는 없다. 나이가 어린 청소년기라면 자궁, 난소의 기능이 불완전해서 월경주기, 월경량이 불규칙한 경우가 많다. 이럴 때는 시간을 두고 지켜보는 게 좋다. 성인 여성은 한두 번이 아니라 2~3개월 이상 장기적으로 자궁출혈 증상이 계속되거나, 월경기간이더라도 1주일 이상 월경이 지속된다면 병원을 찾는 것이 바람직하다. 특히 폐경이 되었고 여성호르몬제를 복용하지 않는데도 갑작스러운 출혈이 있을 때는 자궁암일 수도 있으므로 빨리 검사를 해보는 것이 좋다.

1주일 후에 다시 1~2일 정도 출혈을 하는 경우를 말한다. 배란기 출혈은 정상적인 과정이므로 치료가 필요 없다. 또 월경주기와 무관하게 자주 출혈을 하는 무배란성 자궁출혈도 있다. 주로 호르몬 불균형이 원인인데, 신체적·정신적으로 심한 스트레스를 받으면 생기기 쉽다. 무배란성 자궁출혈을 그대로 두면 월경이 정상적으로 배출되지 못하고 호르몬 부조화가 지속돼 자궁내막이 두꺼워지면서 갑자기 심한 출혈을 할 수도 있다. 말 그대로 무배란성이다 보니 임신확률도 떨어진다. 이때는 초기에 치료를 하면 잘 치료된다.

그런가 하면 난소나 자궁의 질환 같은 기질성 자궁출혈을 하는 경우도 흔하다. 예를 들어 자궁경부에 염증이 있거나 자궁내막에 이상이 있을 때, 자궁폴립, 자궁근종, 난소낭종, 자궁암, 난소암 등이 있으면 출혈을 할 수 있다. 이 중에 폴립은 사마귀처럼 작은 종양을 말한다. 만약 자궁에 폴립이 있으면 아랫배에 힘을 주거나 성관계를 할 때 출혈이 일어날 가능성이 크다.

한방에서는 자궁출혈을 '붕루증' 이라고 부른다. 월경이 아닌데도 조금씩 피가 나오면서 멎지 않는 것을 혈루와 양이 갑자기 많이 쏟아지는 것을 혈붕을 포함한 개념이다. 다소 생소하지만 붕崩은 산사태처럼 무너져 내리다는 뜻이고, 루漏는 한 방울씩 떨어져 내린다는 의미를 가지고 있다. 자궁의 내막이 지나치게 두꺼워져 출혈량이 많은 자궁내막증식증 같은 질환은 붕에 속한다.

주로 음이 허하고 지나치게 양이 상승될 때 붕루증이 되기 쉽다. 즉, 어떤 원인으로 인해 양기가 너무 상승되면 화가 생기고, 이렇게 되면 우리 몸의 중심부인 중초에서 음에 속하는 혈을 잡아주지 못해 출혈을 하게 된다. 화는 정신적인 충격이나 분노, 상실감 등 흔히 우리가 '스트레스' 라고 부르는 요인에 노출될 때 만들어진다.

　이외에도 원래 신의 기능이 부족하거나 과도한 성관계 · 조혼 · 다산으로 정혈을 소모한 신음부족^{腎陰不足} · 신장의 음기가 부족하다 상태일 때, 지나치게 생각을 많이 하거나 식사를 제대로 못하고 과로 등으로 비장^{脾臟}의 기운이 손상돼 기허하함^{氣虛下陷} · 기가 허해져 아래로 처진다이 될 때, 체질상 열이 많거나 더운 기운에 노출되고 매운 음식을 좋아하거나 정신적 스트레스가 쌓여 간기울결^{肝氣鬱結}이 될 때, 어혈이 있을 때 붕루가 될 수 있다.

　이처럼 원인이 다양한 만큼 자궁출혈, 즉 붕루에 대한 치료 처방도 매우 다양하다. 따라서 환자의 상태에 맞는 처방을 하는 것이 중요하다. 출혈이 심해 기혈소모를 막아줘야 하는 경우가 있는가 하면 기혈을 막아주면 어혈이 심해져 증상이 악화될 수도 있기 때문이다. 원인에 맞는 처방을 하면 치료가 잘 되는 편이다. 예를 들어 붕에 속하는 자궁내막 증식증도 한방치료가 가능하다. 출혈로 인한 어지럼증이나 현기증, 빈혈 등을 치료하면서 월경기간이 아닐 때는 자궁내막 증식증에 대한 치료를 하고, 월경기간에는 출혈을 줄이는 치료를 한다.

자궁을 약하게 만드는
자궁후굴 & 자궁하수

　기운이 없으면 어깨가 축 늘어지고 걸음걸이도 휘청거리기 마련이다. 그런데 여성들의 자궁도 기운이 없으면 제자리를 찾지 못하고 뒤로 넘어가는 자궁후굴, 밑으로 가라앉는 자궁하수가 나타나게 된다.

　자궁은 두께가 1~3cm 정도의 두꺼운 근육으로 되어 있는데, 임신을 하면 크게 늘어나고 평소에도 수축을 하는 등 매우 신축성이 뛰어나다.

임신 말기가 되면 원래 크기의 500~1,000배까지 늘어나야 하는 기관인 만큼 신축성이 강하고 힘이 있지 않으면 곤란하다.

자궁은 표주박 또는 서양 배를 거꾸로 세워 놓은 듯한 모양으로 위의 넓은 부분을 자궁체부, 아래의 좁은 부분을 자궁경부라고 한다. 자궁의 윗부분인 자궁체부가 앞쪽으로 고개를 숙이고 있는 것이 정상이다.

자궁후굴

하지만 앞쪽으로 고개를 숙이고 있지 못하고 뒤로 넘어가는 상태가 자궁후굴이다. 사실 이 자체로만으로 질환으로 보지는 않지만 자궁후굴이 되는 원인이나 자궁후굴로 인해 생길 수 있는 문제가 여성의 건강, 임신에 많은 영향을 미친다. 불임 여성 중에는 자궁후굴로 인해 임신이 안 되다가 정상적인 위치를 찾은 다음에 월경이 원활해지고 임신이 되는 경우가 흔하다.

자궁후굴이 되면 무엇보다 자궁 안에 어혈이 고이기 쉽다. 월경기간에 자연적인 자궁수축이 약해 어혈이 미처 빠져 나가지 못하고 고이면 자궁내막증이나 자궁근종이 생길 수도 있다. 또 자궁의 뒤쪽에 있는 대장을 압박해 변비, 소화장애를 일으키고 요통, 골반통 등이 생긴다.

보통 체력이 약한 여성, 특히 자궁의 기능이 저하돼 자궁경관이나 자궁근육 전체에 힘이 없을 때 자궁후굴이 된다. 한방에서는 '자궁허랭'이라고 표현하는데 자궁후굴인 여성들은 거의 아랫배가 차고 어혈로 인한 증상을 호소한다. 체열진단을 하면 아랫배나 사지말단이 파랗게 나오거나 자주색, 검은색으로 나오는 것이다. 여성은 아랫배 부분이 따뜻한 노란 색으로 나와야 건강하다는 신호이다. 즉, 자궁이 허하고 냉한 것이 자궁후굴의 가장 큰 원인이다.

자궁하수

원래 자궁은 복강 안에 떠 있는 모습인데, 자궁이 기운이 없으면 아래로 처지는 자궁하수가 되고, 더 심해지면 자궁탈출 현상이 생긴다.

자궁탈출이 되면 무거운 물건을 들거나 쪼그려 앉는 습관, 오래 서 있는 것도 무리가 되므로 삼가야 한다. 자궁탈출로 수술을 고려해야 하는 경우도 있다. 하지만 나이가 많을수록 기력, 체력이 떨어지므로 신중하게 결정하고, 수술을 결정했다면 수술 전에 충분한 안정을 취하면서 체력을 기르도록 한다. 수술 후에는 어혈을 제거하고 잘 회복되는 데 도움이 되는 한방치료를 받으면 좋다.

만약 자궁하수나 자궁후굴, 자궁경관 무력증이 있는 여성이 임신을 하면 자궁이 약해서 유산이 될 가능성이 크다.

자궁후굴이나 하수 모두 제자리로 돌아오도록 하려면 자궁허랭을 해소하기 위해 어혈을 배출시키면서 허한 것을 보해주고 냉한 것을 따뜻하게 해준다. 이렇게 하면 자궁근육에 힘이 생겨 제 위치로 돌아온다.

자궁후굴 교정체조
자궁후굴이라는 소리를 들었다면 집에서 틈틈이 자궁후굴 교정체조를 해주면 좋다.
체조 1 | 만세를 부른 자세로 엎드려서 엉덩이만 하늘 높이 드는 자세이다. 이렇게 꾸준히 하면 뒤로 넘어갔던 자궁이 제 자리를 찾는 데 도움이 된다. 방광염에도 좋은 자세이다.
체조 2 | 하늘을 보고 누운 자세에서 양팔과 양다리를 수직이 되게 들어 올려서 흔들어 주면 된다. 순환이 잘 되지 않는 팔, 다리의 혈액순환을 도와 전신의 흐름이 좋아진다.

몸조리 잘못하면 찾아오는 산후질환

출산을 한 여성이라면 누구나 으레 겪는 경험으로 생각해 산후에 여성들이 겪는 신체적 · 정신적인 변화에 무관심한 경우가 많다. 가족들은 물론 심지어는 여성 자신조차도 말이다. 하지만 출산 후에 몸과 마음이 충분히 쉬지 못하면 산후우울증이나 산후풍, 산후비만 등으로 고생할 수 있다.

산후우울증

출산을 한 여성들의 50~80%가 정도의 차이는 있지만 산후우울증을 겪는다는 통계가 있다. 그토록 기다리던 소중한 아기가 태어났는데 왜 우울증에 시달릴까. 여성은 임신과 출산을 통해 육체적 · 정신적으로 매우 큰 변화를 겪는다. 이 과정에서 약간의 우울증이 나타나는 것은 어찌 보면 당연한 일이 아닐까.

출산으로 신체적으로 쇠약한 시기에 마침내 엄마가 되었다는 중압감, 육아에 대한 부담감 등도 우울증을 가져오는 원인이다. 출산과 함께 급격하게 줄어드는 호르몬 때문에 산후우울증이 생긴다는 보고도 있다.

증상은 일반 우울증과 비슷하다. 별일 아닌 일에도 쉽게 눈물이 나거나 기분이 나빠져 가족들이 영문을 모르고 당황할 수 있다. 또 밤에 잠이 안 오고 식욕이 없어진다. 자신감이 없어져 위축되는 느낌이 들기도 한다.

산후우울증은 보통 산후 2주 정도에 나타나는데, 사람마다 나타나는 시기가 다르다. 출산 후 2~3일 내에 나타나는가 하면 몇 개월 후에 나타나기도 한다. 또 가볍게 산후우울증을 겪고 지나는 사람이 있는 반면 몇 개월씩 지속되는 사람도 있다. 드물게는 우울증이 심해져 자살까지 생각하는 여성들도 있다. 우울증이 길어지면 몸과 마음이 괴로운데 아이를 키우고 집안일을 끝없이 해야 하니 이중, 삼중으로 힘들어진다. 이럴 때 남편이나 부모님이 배려해주면 한결 쉽게 극복할 수 있다.

만약 가족의 힘만으로 어려울 때는 병원치료를 받는 게 좋다. 한방에서는 산후에 몸이 허약해지고 기혈이 손상되는 것을 산후우울증의 원인으로 보고 치료한다. 여기에 마음이 불안하고 짜증이 날 때 좋은 귀비탕 같은 처방을 함께 쓰면 우울증을 다스리는 데 효과가 크다. 귀비탕은 스트레스로 인한 증상을 해소하고 소화기능을 도와준다.

산후비만

아기를 낳는 순간부터 시작되는 몸매 고민도 빼놓을 수 없다. 보통 임신기간이 순조롭고 산후 조리를 잘 하면 자연스럽게 정상 체중으로 돌아간다. 하지만 임신기간에 너무 체중이 많이 늘었다거나 산후조리를 잘못 하면 몸의 부기, 살이 안 빠진다. 몸도 여기 저기 아프게 된다. 이런 상황이 되면 더 우울해지고 위축되는 등 산후우울증이 찾아온다.

산후에 비만이 되는 것을 방지하려면 우선 지방·탄수화물·당분이 많은 음식을 줄이고 단백질·비타민·미네랄이 풍부한 음식을 먹되, 적은 양을 자주 먹는 게 좋다.

그리고 산후 1주일부터는 가볍게 팔·다리를 위로 들어 올리는 정도로 가볍게 운동을 시작하는 것이 좋다. 어느 정도 적응되면 운동량을 점차 늘리면서 반드시 걷기를 병행한다. 임신 중에 늘어난 뱃살을 없애고 싶다면 누워서 다리 올리기, 냉온욕 등을 하면 좋다.

하지만 나름대로 운동을 하고 식사에 신경을 써도 여전히 비만이라면 한방치료를 시도하는 것도 좋은 방법이다. 비만침이나 부항, 한약치료 등을 통해 산후비만 걱정을 떨칠 수 있다.

출산 후에 부기가 잘 빠지지 않을 때도 한방치료를 하면 부기가 쉬 빠진다. 허약해진 기혈을 보완하면서 몸 안의 대사가 잘 이루어지도록 돕는 처방을 주로 한다.

산후풍

'손목이 시큰거리고 뼈마디 마디가 쑤신다', '무릎에 바람이 들어오는 것 같다' 산후풍에 시달리는 여성들이 흔히 호소하는 이야기다. 모두 산후조리를 잘못 해서 생긴 증상이다.

그냥 무조건 쉬기만 하는 것이 산후조리는 아니다. 산후에는 전신의

산후비만 걱정을 덜어주는 한방차

아기를 낳은 지 몇 개월이 되었는데도 예전의 몸매로 돌아가지 않으면 불안하기 짝이 없다. 이럴 때 마시면 좋은 한방차가 하나 있다. 숙지황·율무·감초를 3:2:1의 비율(1회분 총 30g)로 섞어 물 1ℓ 를 붓고 달인다. 이것을 하루 2~3회로 나누어서 식전에 마시면 비만 예방에 도움이 된다.

만약 변비가 있다면 양배추 즙이 좋다. 1컵씩 하루 3회 식사 사이의 공복에 마시면 변비가 해소되고 체내 노폐물이 잘 배출된다.

모든 관절이 이완되어 있고 혈맥血脈 · 혈액의 순환능력 정도의 흐름이 원활하지 못하다. 이때 어혈이나 바람, 차가운 기운에 노출되면 관절과 전신의 근육에 통증을 일으킬 수 있다. 빨래를 비틀어 짜는 등 힘을 주는 행동도 피하고 정신적인 스트레스 또한 금물이다.

애를 낳으면 삼칠일간 ^{21일}은 누워서 땀을 푹 내야 좋다고 해서 한여름에도 땀을 뻘뻘 흘리면서 산후조리를 하던 때가 있었다. 하지만 산후에 너무 누워만 있으면 이완된 근육이 회복되는 데 방해가 되고 오로가 빨리 배출되지 못한다. 또 억지로 땀을 많이 흘려도 기력이 떨어지고 땀구멍이 열려 찬 기운이 잘 침범하게 된다. 따라서 몸을 따뜻하게 하되 적당히 움직이면서 휴식과 안정을 취하는 것이 바람직하다.

음식을 먹는 데도 주의사항이 따른다. 소화력이 약해진 상태인 만큼 부드러운 국물 음식 위주로 조금씩 자주 먹는 것이 좋다. 치아 역시 약하므로 너무 단단하거나 딱딱한 음식은 피한다. 차가운 과일이나 음료 등은 실온에 두었다 먹고, 몸을 더 붓게 만드는 짠 음식도 피한다.

산후풍으로 관절이 쑤시고 아픈 경우라면 뼈와 연골 · 혈액을 채워주는 꼬리곰탕이나 뼈째 먹는 생선, 사골 등이 좋다. 아울러 콩이나 콩으로 만든 두부, 청국장 등의 식품도 많이 먹도록 한다.

산후에 많이 먹는 식품 중의 하나가 가물치로 부기를 빼주고 소변이 잘 나오도록 도와준다. 하지만 소화가 안 되고 부종이 없는 경우에는 찬 가물치보다는 붕어 · 잉어 · 미꾸라지처럼 따뜻한 성질인 생선을 먹어야 소화가 잘 된다. 젖을 먹이는 경우에는 젖도 잘 나온다. 냉한 사람이 자신의 체질에 맞지 않는 찬 성질의 식품을 먹으면 소화가 안 되고 설사를 할 수 있다. 계속 먹는다면 소화기가 더 약해지고 젖을 먹이는 경우에는 젖이 묽어지기도 한다.

산후풍으로 한방치료를 할 때는 기혈을 보충하면서 관절을 튼튼하게

TIP

산후조리 중에 이런 자세는 NO!

산후에는 극도로 허약해져 있는 상태이기 때문에 아주 사소한 잘못으로도 이상이 생긴다. 예를 들어 베개 높이가 너무 높거나 혹은 낮을 때, 비뚤어진 자세로 기대어 앉을 때, 무거운 물건을 들거나 무리한 동작을 취하는 경우에는 척추관절에 이상이 생길 수 있다.

무거운 물건을 들 때는 허리를 굽히지 않고 쭉 편 채로 다리를 굽혀서 몸 가까이에서 드는 것이 좋다.

의자나 바닥에 앉을 때 다리를 꼬거나 비트는 자세도 피한다. 허리나 척추에 매우 나쁜 자세다. 잘 때는 옆으로 자면 요통이 생길 수 있으므로 반듯하게 누워서 자는 게 좋다. 너무 누워만 있어도 요통이 생기기 쉽다.

하는 한약을 주로 처방하고, 통증을 없애기 위한 침구치료도
병행한다.

산후풍이 없더라도 출산 후에 보약을 먹을 때는 '산후
보법'의 원칙을 반드시 지킨다. 〈동의보감〉에 의하면 산후
에는 반드시 어혈을 먼저 없앤 다음에 보법을 행해야 한다
고 되어 있다. 어혈이 남아 있는 상태에서 보해주면 자칫 어혈
이 더 심해지기 때문이다. 따라서 몸에 좋다는 말만 듣고 여러 가지
한약을 마음대로 복용하기보다는 산후 보법의 원칙을 따라야 효과를 볼
수 있다.

유산 후 조리도 중요하다

한 통계에 의하면 배우자가 있는 15~40세 여성 가운데 한번이라도 인
공중절수술 즉, 인공유산을 경험한 비율이 43%로 절반에 가깝다고 한
다. 여기에 원하지 않는 혼전임신으로 인공유산을 하는 미혼 여성까지
포함한다면 그 수치는 믿기 어려울 정도이다.

한 해에 태어나는 신생아 수는 대략 60만 명인데, 이와 맞먹는 60만
건의 인공유산이 이루어진다는 보고도 있다. 미혼과 기혼, 그리고 여성
과 남성을 막론하고 피임교육이 제대로 이루어져야 이런 어이없는 상황
을 막을 수 있다.

문제는 유산 후에 몸조리를 잘못 하면 당장이 아니더라도 여러 가지 이
상이 생길 수 있다는 점이다. 한방에서는 중년 이후 여성들이 겪는 여러
가지 질환의 원인 중 하나로 유산, 출산 후의 잘못된 몸조리를 꼽는다.

자연유산

자연유산을 하기 쉬운 시기는 임신 초기인 2~3개월 무렵이다. 무리하거나 무거운 것을 드는 경우, 장거리 여행 등으로 쉽게 유산이 될 수 있다. 그러다 임신 5개월 이후에는 태반이 완성되면서 점차 안정된다.

한번 유산을 경험한 여성들은 다시 임신을 하면 '또 유산되지 않을까?' 싶어 전전긍긍한다. 실제로 첫 유산 때 몸조리를 잘못하면 유산이 2~3회 반복되는 습관성 유산이 될 수 있으므로 주의해야 한다.

왜 유산이 될까. 태아 쪽에 원인이 있거나 반대로 모체 쪽의 원인으로 유산이 되기도 한다. 예를 들어 모체 쪽의 원인으로는 자궁발육부전, 자궁의 모양이나 위치의 이상, 자궁경관무력증 등이 있다. 하지만 정확한 원인을 모르는 경우도 많다. 이럴 때는 유산 후에 '도대체 왜?' 하고 집착해 많은 스트레스를 받는데, 빨리 몸과 마음을 추슬러야 건강한 아기를 다시 가질 수 있다.

인공유산

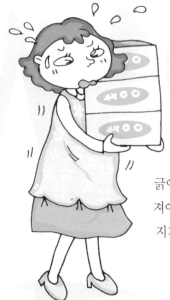

인공유산 방법은 임신 개월 수에 따라서 조금씩 다르다. 3개월까지는 자궁내막 제거술 즉, 소파수술이라고 해서 태아와 부속물을 긁어낸다. 비교적 간단한 방법인 만큼 많은 여성들이 수술 후에 바로 일상생활을 시작하게 된다.

하지만 한방에서 보면 인공유산을 한 경우에는 오히려 아기를 낳았을 때보다 더 조리를 잘해야 한다. 긁어낸 자궁내막의 상처가 잘 아물고 건강한 내막조직이 만들어져야 하기 때문이다. 〈동의보감〉에도 "정상 해산은 다 익어서 깍지가 저절로 벌어진 밤은 깍지나 밤톨 모두 아무런 손상이 없는 것과 같다. 하지만 유산은 채 익지도 않은 밤을 따서 억지로 껍질을 벗긴 뒤에 밤톨을 빼내는 것과 같아서 자궁이 손상되고 탯줄이 끊어진 뒤에 태아가 떨어져 나오는 것이다. 따라서 유산 후에는 10배 더 조리하고 치료해야 한다"는 내용이 있다.

자연유산이든 인공유산이든 유산 후에는 충분한 휴식을 취하는 것이 중요하다. 아직 젊고 건강해서 당장은 별 이상을 못 느낀다고 해도 유산 후에는 몸에 많은 무리가 따르기 마련이다. 적어도 1주일 정도는 일상생활이나 직장에 복귀하지 않고 쉬도록 한다. 성생활도 1개월 정도는 삼가는 것이 좋다. 다음 임신은 적어도 3~6개월 후에 시도한다.

유산 후에 몸 안에 남아 있는 어혈을 배출시키고 자궁이 잘 회복되도록 하는 데는 한방치료의 효과가 크다. 또 유산으로 인한 마음의 상처도 잘 풀어야 한다. 그렇지 않으면 두고두고 마음에 멍울이 남는다.

하혈·복통 있으면 유산 주의하세요

유산을 알려주는 대표적인 위험신호는 하혈이다. 처음에는 다갈색의 대하가 비치면서 아랫배가 아프고 요통이 함께 나타날 수도 있다. 그러다가 유산을 피할 수 없는 상태가 되면 본격적으로 하혈이 일어나게 된다.

그렇다면 출혈과 복통 등 유산을 알려주는 전조증상이 있을 때 유산을 방지할 수는 없을까. 한방에서는 태기가 불안할 때 생기는 복통을 태동, 출혈이 함께 있는 경우를 태루라고 하는데 태기를 안정시키는 치료를 한다. 이런 치료를 통해 치료시기가 너무 늦지 않는다면 유산을 예방할 수 있다.

중년 여성의 불청객, 갱년기 장애

'가슴이 답답하면서 숨이 차고, 한없이 피곤하고 지친다', '하루에도 몇 번씩 열이 올랐다 내렸다 하면서 갑자기 원인 모를 짜증이 난다' 자식들이 어느 정도 커서 이제 한숨 돌리고 내 인생을 돌아봐야지 생각하는 시기에 찾아오는 갱년기 장애의 대표적인 증상들이다.

여성들은 난소의 기능이 쇠퇴해 월경이 멈추는 폐경을 전후해 여러 가지 불편한 증상을 겪게 된다. 이것이 갱년기 장애인데, 화병이 있으면 증상이 더 심하게 나타난다. 증상의 정도에는 개인차가 있어서 증상이 가벼운 사람이 있는가 하면 심한 사람도 있다.

우선 신체적인 증상으로는 허화 虛火로 인해 갑자기 얼굴이 화끈거리
면서 열이 나는 것 같다가 이 열감이 가라앉으면 한기가 들면서 춥다.
한방에서는 이것을 조열 潮熱·파도가 밀려왔다 빠져나가는 것처럼 열감이 올랐다가 내린다
증상이라고 하는데 심장의 열을 식히고 음혈을 보하는 치료를 한다.

허리나 어깨, 다리 등의 뼈마디가 쑤시고 아픈 관절통도 찾아온다. 이
때는 뼈와 관절의 진액을 보하는 한약을 처방하고 통증이 있는 부위에
약침을 놓으면 관절이 부드러워지면서 통증이 완화된다.

피부가 건조해지는 증상도 나타날 수 있다. 특히 생식기 외부 피부의
가려움증이 심한 것이 특징이다. 피부를 관장하는 것은 폐로, 폐와 피
부의 대사를 원활하게 해주면 이런 증상이 개선된다.

이외에도 질건조증으로 인해 잠자리를 할 때 성교통이 심할 수 있고,
방광의 조절 능력이 떨어지면서 요실금으로 고생하는 경우가 있다.

갱년기가 되면 짜증이 나거나 우울해지는 등 정신적인 부분에서도
변화가 크다. 불면증이나 의욕 상실, 기억력 저하 등도 나타난다. 폐경
을 겪는 나이가 자녀가 결혼을 하는 시기와 맞물리면서 정신적인 공허
감, 상실감이 커지기도 한다. 따라서 가족들이 신체적인 변화는 물론
정신적인 변화에 대해 충분히 배려해 주는 것이 좋다.

나도 모르게 소변이 새는 요실금

불편한 증상에 시달리면서도 남들에게 말하거나 병원을 찾기 어려운
질환 하면 요실금이 대표적이다. 고장 난 수도꼭지처럼 자신의 의지와
는 상관없이 소변이 찔끔찔끔 새면 속옷이 축축해져 불쾌감은 물론 당

황스러운 경우를 당하게 된다. 남성보다는 여성에게 요실금이 많은데, 주로 아이를 낳은 적이 있는 40대 이상의 여성에게 흔하다.

가장 흔한 요실금은 복압성과 절박성 요실금인데 흔히 복합적으로 일어난다.

복압성 요실금

긴장성 요실금 또는 스트레스성 요실금이라고 한다. 기침이나 재채기를 할 때 자기도 모르게 소변이 새거나 아니면 크게 웃거나 줄넘기를 하는 등의 사소한 동작에도 요실금 현상이 일어난다. 이 같은 현상이 일어나는 이유는 방광이나 요도 등을 지탱하고 있는 골반저 근육이 출산이나 방광 질환, 노화 등으로 힘을 잃기 때문이다.

복압성 요실금은 임신 중이나 출산 직후에 흔하게 나타나고 일정 시간이 지나면 저절로 회복되기도 한다. 하지만 폐경 주위기나 그 이후에는 근육이 스스로 회복되는 힘이 약하기 때문에 더 악화되기도 한다. 이외에 골반기관의 수술, 방사선 치료, 비만 등도 복합성 요실금의 원인으로 알려져 있다.

절박성 요실금

절박성 요실금의 증상은 흔히 빈뇨라고 하는 증상과 유사하다. 하루에 8번 이상 화장실에 너무 자주 가게 되는데, 잠자리에 들었다가도 화장실에 가기 위해 깨거나 화장실에 급하게 가는 도중에 소변이 새버린다.

이 같은 현상이 일어나는 데는 크게 2가지 이유가 있다. 첫째는 방광근육이 탄력을 잃고 방광벽이 두터워지면서 방광 안에 저장할 수 있는 소변의 최대 용량 자체가 크게 줄어드는 것이다. 둘째는 소변이 다 차지도 않았는데 방광 근육이 민감해서 자주 신호를 보내다 보니 소변이 급

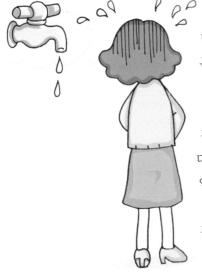

하게 마련워진다. 이것을 과민성 방광이라고 한다. 과민성 방광은 방광염이나 요도염, 질염, 요로감염과 같은 질환 때문에 나타나는 경우가 많다.

요실금도 한약과 침구치료를 병행하면 치료가 잘 되는 질환이다. 방광을 비롯해 골반 안쪽의 내장을 받쳐주는 근육인 장요근이 늘어지거나 긴장되어 너무 짧아도 방광을 압박한다. 따라서 침으로 이런 문제를 해결하면 요실금은 물론 골반 안의 혈액순환이 좋아지고 아랫배도 따뜻해진다.

한약을 처방할 때는 단순히 괄약근만이 아니라 환자의 몸 전체 상태를 돌보는 처방이 이루어진다. 예를 들어 방광 자체에 염증이 있는 경우, 한방에서는 습열 濕熱이 있는 것으로 보아 이 습열을 제거하는 처방을 한다. 또 어혈이 있을 때는 어혈을 없애고, 과도한 스트레스가 오장육부 중에서도 심心을 손상시켜 소변에 영향을 주었다면 심 자체를 치료하는 것이다. 하초허한 下焦虛寒 · 삼초의 아랫부분으로 배꼽 이하의 통로가 허하고 차가운 경우이 원인인 경우도 많다. 이때는 하초를 따뜻하게 하는 것이 우선이다. 신기부족 腎氣不足 · 노화 또는 오래된 병으로 신장의 선천적인 기운이 약해진 경우일 때는 신장의 기운를 보해주는 처방을 해서 근본 원인을 치료한다.

마음 먹기에 따라 달라지는 화병

살다 보면 자기 성질대로 화풀이를 하며 살 수는 없는 노릇이지만 나름대로 현명하게 화를 풀면서 살아야 한다. 그렇지 않을 때는 한국인의 병이라는 화병이 찾아온다.

세계보건기구는 화병을 정식 병명으로 기재하면서 분노의 억압에서 비롯된 한국인에게만 나타나는 특이한 현상이라고 규정했다. 분노증후군이 화병과 비슷한 개념이다. 한방에서는 화병이라는 정식명칭은 없지만 칠정, 즉 일곱가지 감정 중에서 '노怒', 즉 사람이 분노하게 되면 기운이 위로 올라가 머리가 아프고 얼굴이 붉어지게 된다고 했다.

화병의 화는 불 화灬자로 불이 위로 타오르듯이 열기가 위로 솟는 병이라고 생각하면 쉽다. 열이 위로 올라와 눈이 붉게 충혈되며 얼굴이 화끈거리고 머리가 무겁다. 또 입이 마르고 가슴은 답답하며 어깨에는 돌덩이가 있는 것처럼 무겁기만 하다. 한편 열이 위로 올라가버려 아래쪽은 차갑다. 변비·소화불량이 오기 쉽고 배는 가스가 차서 더부룩해지는 것이다.

어떤 사람들이 화병이 잘 걸릴까. 모든 일에 완벽을 추구하거나 내성적이고 소심한 사람, 자신의 욕구를 지나치게 억제하는 사람일수록 위험대상이다. 아무래도 집안에서 막내보다는 책임감이 많은 장남, 장녀에게 화병이 많다. 이런 사람들은 스트레스에 적극적으로 대처하지 못하고 마음에 담아두기 때문이다. 화병 환자는 보통 10년, 20년 마음고생을 한 이들이다. 속상한 일이 한 번만 생겨도 두고두고 화가 나고 분한데 이런 일이 수없이 반복된다고 생각해 보라. 어떻게 병이 안 되겠는가.

아무래도 남성보다는 여성들에게 화병이 많다. 여성에게 화병이 잘 생기는 것은 가부장제를 바탕으로 한 유교사상의 영향이 크다. 남성에 비해서 많은 제약, 억압을 받는다. 또 남성에 비해 스트레스를 풀 수 있는 통로가 적다. 아내와 엄마, 며느리라는 역할 때문에 가족 구성원들과의 충돌할 수 있는 기회도 많은 편이다.

화병을 미리 예방하고 싶다면 성격이 소극적이고 내성적이라고 그냥 체념하지 말고 적극적으로 자기 의견이나 마음을 표현하는 연습이 필요하다. 억울한 일을 당하고도 아무 말을 못하면 '바보같이 왜 그랬을까?' 싶어 자괴감이 들고 두고두고 그 일이 생각나서 괴롭다. 한 번, 두 번 자기 생각을 확실하게 말하는 연습을 하면 어느 정도는 도움이 된다.

명상이나 요가 등으로 심신을 수련하는 것도 좋다. 어렵다고만 생각 말고 하루에 5분이라도 정갈한 방에 바른 자세로 앉아서 눈을 감고 마음을 정리하는 습관을 들이면 된다.

평소 건강관리를 잘하는 것도 중요하다. 주로 중년 이후에 화병이 많은데, 신체적·정신적으로 내리막길에 들어서는 시기이기 때문이다. 스트레스에 대한 대처도 기본적인 체력, 건강이 유지될 때 한결 수월하다.

여성들의 뼈가 점점 약해진다

혈압이나 혈당은 알아도 뼈의 건강을 알려주는 수치인 골밀도는 모르는 이들이 대부분이다. 골다공증이 있더라도 초기에는 특별한 증상이 없기 때문에 방치하다가 뼈가 부러지는 '골절'을 입고서야 골다공증이라는 사실을 알게 되는 경우가 많다. 심하면 생명까지 위협한다. 50세 이상 여성 100명 중 3명은 골다공증으로 인한 엉덩이 관절 골절로 숨진다는 보고가 있는데, 이는 유방암 사망률 2.8%와 비슷한 수준이다.

골밀도는 30대 이후에는 계속 감소한다. 특히 중년 여성들은 폐경과 함께 여성호르몬인 에스트로겐이 급감하면서 뼈가 약해진다. 에스트로겐이 없으면 뼈의 강도를 유지하는 데 중요한 역할을 하는 칼슘이 빠져

나가기 때문이다. 폐경이 아니더라도 오랜 기간 월경을 하지 않는 경우도 주의해야 하고, 자궁근종이나 난소낭종 등으로 인한 자궁·난소제거 수술도 한 원인이 된다. 수술 후에 조기폐경이 되면 골다공증이 빨리 찾아올 수 있다.

운동 부족도 빼놓을 수 없다. 적당한 운동을 해서 뼈에 일정한 자극을 주어야 뼈를 만드는 조골세포가 활성화되는데, 운동량이 부족하면 자극이 없어서 뼈가 점차 약해진다. 남성들의 경우에는 지나친 흡연·음주로 인한 골다공증이 많은 편이다.

한방에서는 골다공증 하면 신장의 기능과 관련이 깊은 질환에 속한다. 여기서 말하는 신장은 흔히 콩팥이라고 하는 장기와는 다른 개념으로 한방의 오장육부에 따른 분류다. 나이가 들고 노화가 진행되면 신장의 물의 기운이 말라서 골과 골수가 마르는 증상이 생기는 것이다. 여성호르몬 역시 신장과 관련이 있다.

따라서 신장의 기능을 증진시켜 골다공증을 치료한다. 예를 들어 골다공증의 주된 원인이 신허 腎虛, 즉 신장의 기능이 허할 때는 그것을 보해주고 뼈에 도움이 되는 녹용·녹각·두충·우슬·자하거 등의 약재를 처방한다.

건강한 뼈를 유지하려면 꾸준히 운동을 하는 것이 중요하다. 더 이상 운동을 할 시간이 없다는 핑계를 대지 말고 손쉬운 걷기를 시작해 보자. 하루 1.5km를 걸으면 폐경기 여성의 골밀도를 유지하는 데 도움이 된다는 연구결과도 나와 있다. 특히 운동을 처음 시작하거나 몸이 약한 경우에는 걷기가 좋다. 아령 같은 적당한 웨이트 트레이닝도 효과가 있다. 운동을 하면서 많이 사용하는 부분의 골밀도가 좋아진다고 생각하면 된다.

이와 함께 칼슘제나 특별히 뼈에 좋은 것만 골라 먹는다는 생각보다

무리한 다이어트가 골다공증·조기폐경 부른다

20~30대 젊은 여성들도 골다공증으로부터 안전하지는 않다. 요즘 날씬하다는 기준이 너무 마른 쪽에 가까워 무리한 다이어트를 시도하는 여성들이 많은 것이 문제다. 건강하게 살을 빼는 것이 아니라 무조건 굶거나 지나치게 적게 먹어 영양부족 상태를 만드는 다이어트를 하면 뼈가 약해진다.

실제로 이런 여성 중에는 아직 골다공증이 아니더라도 전 단계인 골감소증인 여성들이 흔하고 조기폐경이 될 가능성도 높아진다.

원래 마른 체형이면서 저체중인 여성도 뼈 건강에 신경 써야 한다. 골격 자체가 작아 보통 체격인 여성보다 조금만 골 손실이 일어나도 골다공증이 될 위험이 높다.

는 매끼 골고루 먹되 뼈에 해로운 것을 피하는 식습관이 바람직하다. 반면 과도한 흡연·음주를 삼가고 짜게 먹는 습관은 빨리 버려야 한다.

나이가 들면서 뼈가 노화되는 것을 아예 막을 수는 없다. 하지만 젊어서부터 균형 잡힌 식사와 운동으로 뼈를 잘 관리하면 얼마든지 노화의 속도를 늦출 수는 있다.

쉬 피로하고 몸 무거우면 어혈 쌓였다는 신호

특별히 아픈 데도 없는데 유난히 피곤하고 아침이면 몸이 무거워 일어나기 힘들 때가 있다. 여기저기 결리기도 하고, 특히 여성들은 얼굴까지 푸석푸석하고 안색이 나빠진 것 같아 신경이 쓰인다.

이럴 때 한방에서는 어혈瘀血이 쌓였다는 신호로 본다. 몸의 구석구석을 순환하면서 산소와 영양분을 공급하고 조직의 신진대사 과정에서 생긴 노폐물을 콩팥, 폐를 통해 몸 밖으로 배출시키는 것이 혈액의 역할이다. 이런 기능을 하지 못하고 정체되어 있거나 제자리를 이탈한 혈액이 어혈이다. 흔히 나쁜 피 또는 죽은 피라고 하기도 한다.

어혈을 만드는 원인으로는 크게 외상이나 각종 출혈 등의 외부적인 원인, 그리고 스트레스 등의 내부적인 원인 2가지로 구분된다. 외적인 원인은 주로 넘어지거나 부딪치는 타박상으로 인해서 많이 생기고 교통사고, 수술 등으로 생긴다.

한방에서는 우리 몸에 침범하는 나쁜 기운을 '사기邪氣'라고 표현하는데 어혈을 생기게 하는 사기로는 한사寒邪 즉 차가운 기운과 열사熱邪, 즉 뜨거운 기운이 있다.

내적인 원인은 스트레스이다. 한방에서는 칠정七情, 즉 일곱가지의 감정 중 어느 한 가지가 과도해지면 기혈순환이 나빠져서 어혈이 생기는 것으로 본다. 예를 들어 매우 심하게 화를 낼 때 '화가 머리끝까지 났다'고 표현하는데, 이때는 기가 위로 거슬러 올라가게 된다. 그래서 간장의 기가 순조롭게 소통되지 못하고 혈의 정상적인 흐름에 문제가 생긴다.

이처럼 원인이 다양한 만큼 원인에 따라 어혈을 치료하는 방법이 다르다. 타박상이나 교통사고 등으로 생긴 어혈이라면 부항·침으로 사혈을 시키면서 부위에 따라 어혈을 제거하는 약물을 처방한다.

남성보다는 여성에게 어혈이 많이 생긴다. 피가 부족해서 오는 혈허血虛와 함께 피가 순환이 되지 않고 뭉치는 어혈이 여성질환을 만드는 중요한 원인이다. 여성들에게 어혈이 있을 때는 월경불순, 월경통, 자궁출혈 등이 나타나고 월경혈의 색이 검거나 덩어리가 보일 수도 있다. 어혈이 오래 정체되면 자궁, 난소에 종양이 생기게 된다. 이외에도 피로나 두통 같은 전신의 증상으로 확대되기도 한다.

평소 월경이 원활하지 못하거나 산후조리를 잘못 하는 경우에 어혈이 잘 생긴다. 특히 어혈과 월경은 동전의 앞뒷면처럼 밀접한 관계가 있다. 다양한 원인으로 어혈이 생기지만 월경이 순조롭지 못해도 어혈이 생기는데, 일단 어혈이 생기면 다시 월경에 영향을 미쳐서 월경주기가 불규칙하거나 생리통이 생기는 등의 악순환이 이어지는 것이다.

출산이나 유산 후의 몸조리도 중요하다. 미처 빠져 나가지 못한 오로가 남아 있으면 월경에 나쁜 영향을 주어 결국 어혈을 만들기 때문이다.

어혈이 생기면 아랫배가 나올 수 있다. 월경혈이나 산후 오로가 아랫배에 많이 있기 때문이다. 그래서 어혈을 치료하다 보면 아랫배가 차츰 들어가는 경우가 많다.

어혈이 있을 때는 이런 증상이 있어요

어혈이 생기는 부위에 따라 증상이 조금씩 다르다. 치료할 때는 어혈의 부위나 원인에 따른 치료를 해야 효과적이다.

• 머리에 어혈이 몰릴 때… 현기증·두통·편두통·메스꺼움

• 가슴에 어혈이 정체될 때…가슴이 두근거리거나 숨이 차고 잠을 못 이룬다. 소화장애도 생긴다.

• 어깨에 어혈이 몰릴 때…어깨가 결리고 팔이 쑤시면서 저리거나 시린 증상이 나타난다.

• 허리에 어혈이 있을 때… 요통, 하지 냉증의 원인이 되기도 한다.

쉬어도 풀리지 않는 만성피로

초등학교에 다니는 딸아이가 가끔 '피곤하다'는 말을 무심코 한다. 엄살을 피우는 딸아이의 모습이 귀여워서 웃다가도 '아이들이 이런데 어른들은 오죽할까' 싶어 씁쓸한 마음이 들 때가 있다. 일도 좋고 공부도 좋지만 적당한 휴식시간은 누구에게나 반드시 필요하다. 피로가 누적돼 더 큰 질병으로 나타나기 전에 말이다.

사실 적당히 몸을 움직여야 건강에도 좋다. 그래서 여성들이 집안일로 몸을 부지런히 움직이면 어느 정도 운동효과가 있을 것처럼 여겨진다. 하지만 대부분의 가사노동이 몸을 골고루 사용하기보다는 같은 동작만을 반복해 무리를 준다. 신체의 기능이 점차 떨어지는 중년 이후에는 더 무리가 된다.

한 통계에 의하면 배우자가 있는 한국 주부의 하루 가사노동시간은 6시간 35분. 매일 하는 집안일이 힘들면 얼마나 힘드냐고 할지 모르지만 성취감을 느끼기 힘든, 똑같은 일을 매일 반복하다 보면 육체적·정신적으로 느끼는 피로의 정도가 상당하다. 직장 여성이라면 업무까지 빈틈없이 처리해야 하니 더욱 힘겨운 상황이다. 만약 이렇게 쌓이는 피로를 그때그때 풀지 못하면 차곡차곡 누적된다. 그래서 나중에는 쉬어도 피로가 풀리지 않는 만성피로 상태가 될 수 있다.

약간 피곤하다고 느끼는 정도가 아니라 항상 나른하고 몸이 무겁다면 만성피로가 의심된다. 푹 잤는데도 아침에 개운하게 일어날 수 없고 온몸이 결린다는 이들도 많다. 또 짜증이 자주 나고 어깨·목 뒤가 아프기도 하고 소화불량, 설사가 나기도 한다. 업무에서도 집중력이 떨어져 능률이 떨어지고 실수를 많이 한다.

**피로회복에는
구기자·오미자차가 좋아요**

자양강장 효과가 뛰어난 구기자는 간에도 좋은 약재이다. 간세포가 새로 만들어지도록 도와주고 간에 지방이 침착되는 것을 억제하기 때문이다.

간의 기가 뭉치거나 간이 약해질 때 만성피로가 되기 쉬운 만큼 구기자차를 꾸준히 마시면 피로회복에 좋다. 오미자도 차나 음료로 마시면 유기산, 비타민 C가 풍부해 피로를 푸는 데 도움이 된다.

보통 이런 증상들이 별 것 아니라고 생각해 그냥 지나치기 쉽다. 하지만 피로가 쌓이면 감기에 잘 걸리고 질염이 잘 재발되는 등 몸에 조금씩 이상이 생기게 된다.

피로와 관련이 깊은 장기는 간이다. 한방에서는 간의 기가 뭉치는 간기울결일 때 쉬 피로해지는 것으로 설명한다. 식욕부진이나 어지럼증, 정서불안, 불면증, 가슴이 답답하고 숨이 차는 증상도 나타난다. 간신부족 肝腎不足이라고 해서 간과 함께 신기능이 약해도 만성피로가 잘 온다.

정신적인 스트레스의 영향도 크다. 화를 내거나 우울해하는 등 칠정 중 어느 한 가지 감정에 치우치면 피로해진다.

한방에서는 '보중익기탕'이나 '십전대보탕' '인삼영양탕' 등의 처방으로 만성피로를 다스린다. 모두 원기를 북돋아주는 효과가 큰 처방들이다. 이외에도 마사지나 지압 등의 보조치료를 병행하면 좋다.

만성피로를 예방하려면 평소 적당한 휴식을 취하되, 매일 적당한 운동을 하는 것이 좋다. 움직이지 않으면서 먹기만 하면 체중이 늘고 더 나른해진다. 과식·과음이나 카페인 음료 등은 가능하면 줄인다.

TIP

피로를 풀어주는 지압법

피로를 푸는 데는 지압도 효과가 있다. 어디서든 수시로 해줄 수 있는 지압법은 다음과 같다.

지압 1 │ 척추의 극돌기 3cm 정도 되는 경혈 부위를 아래쪽으로 눌러 내려가면서 지압을 한다. 우리 몸의 오장육부의 기능점이 모두 분포돼 있어 지그시 눌러주면 피로가 덜하다. 한방에서는 이 부분에 부항을 하기도 한다.

지압 2 │ 원기가 솟도록 하는 중심 부위인 관원이라는 경혈 즉, 단전에 지압을 하는 것도 좋다. 뜸을 뜨는 것도 효과적이다.

참고문헌

일반 건강도서

처음 읽는 사람들을 위한 황제내경(上ㆍ下) 아케다 마사카즈 지음 / 청홍

불임은 알아야 정복할 수 있다 황경진 지음 / 건강다이제스트사

여자 나탈리앤지어 지음 / 문예출판사

벌거벗은 여성이야기 나카야마 치나츠 지음 / 넥서스

무엇이 여성을 분노하게 하는가 해리엇 골드허 러너 지음 / 이화여자대학교 출판부

이브의 몸 메리앤 J. 리카토 지음 / 사이언스 북스

바디블루스 마리 아넷 브라운 & 조 로빈슨 지음 / 소소

어느 의사의 고백 여자들이 의사의 부당의료에 속고 있다 로버트 S. 맨델존 지음 / 문예출판사

아주 작은 차이 알리스 슈바르처 지음 / 이프

30세 이후 건강하고 행복하게 아기 낳기 글레이드 B. 컬티스 지음 / 글 읽는 세상

내 몸을 망가뜨리는 건강 상식 사전 김상운 지음 / 이지북

자궁근종 고영익 지음 / 신원

여성도 몰랐던 여성의 몸 이야기 존 리ㆍ제시 핸리ㆍ버지니아 홉킨스 지음 / 명상

여성건강 한국여성건강증진연구회 지음 / 현문사

여성만의 병 김종일ㆍ양수열 지음 / 이담

폐경기 여성의 몸, 여성의 지혜 크리스티안 노스럽 지음 / 한문화

태반치료 가이드북 요시다 켄타로 지음 / 푸른솔

태반클리닉 한상욱 지음 / 예원

의학 전문도서

임상진단학 전국 의과대학 임상교수 편 / 한미의학

부인과학 제3판 / 대한산부인과학회

봉약침요법이 자궁내막증 유발 흰쥐에 미치는 영향 이용현 · 임은미 · 권기록 / 대한약침학회지 Vol. 9, No. 1

새임상 부인과학 최유덕 지음 / 고려의학

Fibroids Johanna Skilling / Marlowe & Company

Healing Fibroids Allan Warshowsky, Elena Oumano / Fireside Books

A Gynecologist's Second Opinion William H. Parker, Rachel L. Parker / Plume Books

Hysterectomy? the Best or Worst Thing to Ever Happen to Me? Elizabeth Plourde / New Voice Publications

Heavy Menstrual Flow & Anemia Susan M. Lark / Celestial Arts

Natural Treatment of Fibroid Tumors and Endometriosis Susan M. Lark / Keats Publishing

The First Year Fibroids Johanna Skilling / Marlowe & Company

What Your Doctor May Not Tell You About Fibroids Scott C. Goodwin, Michael Broder and David Drum / Warner Books

The Placenta Therapy 심청웅 지음 / 엠디월드

한의학 전문도서

婦人良方大全 陳子明 지음 / 薛立齊 註 / 문광도서 유한공사인행

東醫寶鑑 허준 원저 / 조헌영 · 김동일 외 10인 / 여강출판사

漢醫婦人科學 교재편찬위원회 / 정담출판사

漢方婦人科學 송병기 지음 / 행림출판사

圖解 臨床婦人科學 이경섭 편역 / 서원당

實用 東西醫學臨床總書 8권 김갑성 외 7인 / 정담

東醫治療經驗集成 제12권 부인과질병 동의치료경험집성 편찬위원회 / 해동의학사

問答式 婦人小兒科學 申天浩 편역 / 성보사

服診과 正統 方劑學 노영범 지음 / 대성의학사

本草藥材圖鑑 전통의학연구소 / 성보사

漢藥臨床應用 이상인 · 안덕균 · 신민교 편역 / 성보사